妇科单孔腹腔镜手术学

Gynecology Single Port Laparoscopic Surgery

主　　编　孙大为

副 主 编　张俊吉　卢美松

编委名单　（以姓名汉语拼音为序）

Xiaoming Guan，MD.，PhD（Baylor College of Medicine，Houston，Texas，USA）

陈　欣（北京协和医院）

邓　锁（哈尔滨医科大学附属第一医院）

卢美松（哈尔滨医科大学附属第一医院）

李秉璐（北京协和医院）

刘海元（北京协和医院）

刘木彪（南方医科大学珠江医院）

柳英兰（哈尔滨医科大学附属第一医院）

苗金田（哈尔滨医科大学附属第一医院）

孙大为（北京协和医院）

王丹丹（中国医科大学附属盛京医院）

王光伟（中国医科大学附属盛京医院）

熊　巍（北京协和医院）

杨　清（中国医科大学附属盛京医院）

张　颖（北京协和医院）

张俊吉（北京协和医院）

赵仁峰（广西壮族自治区人民医院）

周星楠（北京协和医院）

北京大学医学出版社

FUKE DANKONG FUQIANGJING SHOUSHUXUE

图书在版编目（CIP）数据

妇科单孔腹腔镜手术学 / 孙大为主编 . —北京：
北京大学医学出版社，2015.11
　ISBN 978-7-5659-1262-7

　Ⅰ.①妇…　Ⅱ.①孙…　Ⅲ.①腹腔镜检 -
妇科外科手术　Ⅳ.① R713

　中国版本图书馆 CIP 数据核字（2015）第 246845 号

妇科单孔腹腔镜手术学

主　　编：孙大为
出版发行：北京大学医学出版社
地　　址：(100191) 北京市海淀区学院路 38 号　北京大学医学部院内
电　　话：发行部 010-82802230；图书邮购 010-82802495
网　　址：http://www.pumpress.com.cn
E-mail：booksale@bjmu.edu.cn
印　　刷：北京强华印刷厂
经　　销：新华书店
责任编辑：陈　奋　责任校对：金彤文　责任印制：李　啸
开　　本：787mm×1092mm　1/16　印张：13.5　字数：336 千字
版　　次：2015 年 11 月第 1 版　2015 年 11 月第 1 次印刷
书　　号：ISBN 978-7-5659-1262-7
定　　价：128.00 元

主编简介 ▮

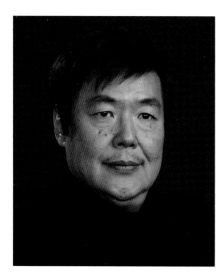

　　孙大为，教授，毕业于白求恩医科大学临床医学系，就职于北京协和医院妇产科。

　　中华医学会妇产科分会妇科内镜学组委员，

　　担任《中华妇产科杂志》和《中华老年医学杂志》特约审稿专家，《中华腔镜外科杂志》《美中妇产科杂志》等杂志编委。

　　在子宫内膜异位症的基础和临床研究、妇科肿瘤的治疗、妇科影像学及介入治疗、妇科腹腔镜等方面有一定的造诣；在国内率先开展单孔腹腔镜的临床应用和研究。

　　编写的医学专著有《中华妇产科学》等。

序 ||

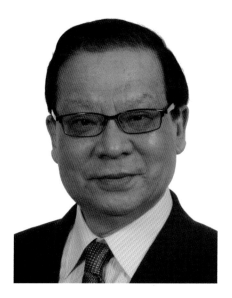

我们欣喜看到孙大为教授主编的《妇科单孔腹腔镜手术学》即将付梓出版！这方面的书凤毛麟角，本书的出版可谓适逢其时，雪中送炭。

外科学发展至今，进入了微创外科的新时代。微创外科是指以最小的创伤达到最大的效果，内镜手术发挥了积极的推动作用，它改变了外科手术的观念、路线和方法，并逐渐成为外科的主流手术和外科医生的必备技能。妇科医生也是这一前进队伍中的劲旅。

中国的妇科内镜学组（CGEG）成立于2000年，15年过去，内镜手术已成星火燎原之势，我国的妇科内镜队伍已经步入国际先进行列：从跟随者到参与者，甚至引领者；从听者到讲者；更是世界同行的合作与交流者……

单孔腹腔镜手术的起始与发展就是一个重要标志。医学技术的发展历史总是曲折前进、螺旋上升，譬如手术的从扩大到缩小，从根治到保守（勿宁叫保留）。单孔腹腔镜诞生于还未有电视腹腔镜之时，似乎唯其如此，而后来又变为多孔、多维，及至Robotic……进而，我们又强调通过天然腔道内镜手术（NOTES），又推出了单孔内镜，在一个新的观念上，新的高度上。

当我们阅读这部书时，便可以体会到这一过程。著者回顾了单孔腹腔镜手术的历史，阐述了其实施的理论和实践。主要用自己的宝贵资料全面地描写了器械、操作、方法和临床的各种问题，乃是难得的文图并茂的参考教材，一定会对该技术的发展起到重要的推动作用。

我想，我与编著者，或者读者同道，都会在以下三方面达成共识：

其一，单孔腹腔镜手术属于微创外科，或者更符合微创外科，但微创外科是一种观念，一项原则，而不仅仅指哪种手术，各种术式都应贯穿微创观念和微创原则。

其二，各种手术都有其适应证和禁忌证，包括病人、疾病与术者、术式，四个因素都契合，才是最佳选择，否则，哪怕只有一项不符合，都应调整和修正。任何情况下，任何手术都不是技术或器械的炫耀，手术中最重要的是病人。

其三，单孔腹腔镜给我们提供了一个新技术、新途径、新方法。一个成熟的妇、外科医生应该掌握各种技术和方法，又善于形成自己的特长，才是一个好的专家。技术与器械只是武器和工具，而"君子用具，而非器也"（孔子），这才是我们学者掌握技术的目标和境界。

以上是我应孙大为教授之邀，发表的一点感想，不揣简陋，赘言如是，供编者和读者参考。权作为序。

郎景和

中国工程院　院士

中华医学会妇产科学分会　主任委员

二〇一五年秋

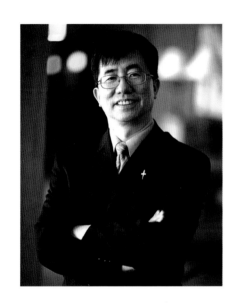

外科治疗由传统的开腹手术、微小伤口的腹腔镜手术，进而到机器人手臂手术，自然孔道手术更是未来之趋势。所谓自然孔道的手术，须经由脐、口腔、鼻腔，甚至阴道来执行，而这样的先进手术方式已渐受国内外专家之肯定。缘此，孙大为教授特殚心竭力，不畏艰难地汇集各方理论并邀集各界名家发表心得，集结成册；仔细研读此书，绝对是相当用心、值得好好研读的大作。

亚太妇产科内视镜暨微创治疗医学会是由中国、澳大利亚、日本、韩国、美国和中国香港、中国台湾等国家及地区的医生所成立，其宗旨为组织亚太地区的微创医师以促进学术交流，并研发最新的医术。因此，成立后自 2006 年开始，每年手把手地举办研习会及学术会，每年亦在上海 CCI 训练基地举办腔镜研习班，并在 2009 年的时候，为了顺应世界趋势，新添了单孔手术的研习班，而研习班也广受所有妇科医师的肯定。本书中的众多伤着，包括孙大为教授、杨清教授等，都是亚太妇产科内视镜暨微创治疗医学会研习班中最常受邀的重要讲者，每次讲解其论文与手术，都有其独到精辟之处，令人赞服。八年努力至今，单孔腹腔镜手术在医界备受重视，许多专家也发表相当多的论文。藉由交流与发表，不仅专业科学知识得以普及，所有妇科医师也藉此能造福广大妇女朋友。如今不仅如此，孙教授联合国内外单孔腹腔镜高手，将单孔腹腔镜手术之心得与精华集结成册发表，嘉惠各路腔镜学者，使之更亦一窥殿堂之奥秘，此举值得肯定。

今有幸受邀为孙教授的巨作写序，在此先恭喜孙教授的学术成就更上层楼，也要向本书所有的笔者致敬：你们的努力与贡献给予更多医师能有登堂入室、一探单孔手术治疗殿堂之秘的机会，令经验得以传承并与同侪相互切磋，因此我也乐于为之作序。

李奇龙

亚太妇产科内视镜暨微创治疗医学会　理事会主席

长庚大学医学系　教授

二○一五年九月

前　言 ‖

　　近 30 年，是妇科腹腔镜手术技术蓬勃发展的时代。1987 年，Reich 完成首例腹腔镜下全子宫切除术，标志着这项技术进入成熟阶段。随之这项技术在妇科领域里恶性肿瘤的治疗、盆底手术、显微手术等方面逐渐展开，使其成为妇科疾病治疗的最为重要的方式之一。究其原因，其一是科学技术的快速发展，数字化高清影像、智能化能量器械，甚至机器人辅助手术系统的临床应用，为临床医生腹腔镜手术提供了极大便利和安全保障；其二是手术微创理念的建立，既要达到理想的治疗效果，又要尽量少地造成医源性创伤。

　　我以为，人文关怀的理念尤为重要，应是腹腔镜手术发展的原动力，也是妇科腹腔镜手术所要追求的目标。2007 年 Marescaux 等所做的经阴道腹腔镜胆囊切除术，开拓了一个新的视界，遗憾的是在现阶段，自然腔道的内镜手术（NOTES）存在着适应人群少，污染无菌手术区，破坏重要器官完整性等问题，阻碍临床广泛应用。单孔腹腔镜手术，尤其是经脐的入路，保留了 NOTES 的部分优点，如减低疼痛、减少手术并发症等，同时不增加新的瘢痕，更突出其美容优势，更适合女性病人，在妇科手术领域有广阔的前景。

　　本书的作者团队，是来自 6 所教学医院的妇产科医生，在近 5 年的时间里，致力于妇科单孔腹腔手术的临床应用和研究，积累了一定的实践经验和心得，发表相关的研究文章 11 篇。我们将自己的临床体会和研究，结合国外同行的资料，汇编成此拙作，力求全面系统地介绍妇科单孔腹腔镜手术的历史和现状，通过尽量详实的图、文、录像讲解，为同道们开展临床手术提供借鉴。由于本类手术开展时间较短，我们的经验和能力有限，疏漏在所难免，万望阅者指正，权作抛砖引玉，为单孔腹腔镜手术的深入研究，为经阴道 NOTES 的开展铺路。

孙大为

北京协和医院　妇产科

致　　谢 ▍

感谢奥林巴斯（北京）销售服务有限公司张骁华女士和宋文杰先生，卡尔史托斯内窥镜（上海）有限公司董寅初先生，柯惠医疗器材国际贸易（上海）有限公司吴敬智先生，史塞克（北京）医疗器械有限公司孔磊先生为本书提供技术和资料的支持；感谢孙喆先生为本书英文文献的校审；感谢赵爽先生为本书的策划献计献策；衷心感谢广大患者的理解和支持。

部分研究得到国家高技术研究发展计划（863 计划）（2012AA021103）支撑。

目 录 ||

第一章
妇科单孔腹腔镜手术的发展

一、发展史

纵观腹腔镜发展的历史，不难看出，人们在追求扩大手术指征、完成更难更复杂手术的同时，又要保持甚至提高腹腔镜的微创优势，这应该是该术式发展的原动力。过去二十年该手术领域的飞速发展，进一步证明了腹腔镜手术对病人来说带来诸多益处，如减少切口的大小，更少的疼痛和创伤，更少的并发症，更短的住院时间，更快的恢复和更好的美容效果。为了贯彻微创的理念，提高腹腔镜手术的优势，单孔腹腔镜手术应运而生。

实际上单孔腹腔镜根据入路的不同，可分为经脐单孔腹腔镜手术（E-NOTES）和经自然腔道的内镜手术（NOTES）；脐是人类先天残留的隐藏的伤疤，通过这个自然瘢痕使手术几乎不留瘢痕，这种方法也被称为胚胎自然经脐孔的内镜手术（E-NOTES），目前被广泛使用。自然腔道的内镜手术（NOTES），是通过口腔、肛门、阴道或尿道和内脏的穿孔，进入腹腔，到达目标组织进行手术的方式，目前由于医学伦理和技术的限制，应用较少。

本文将就经脐单孔腹腔镜手术在妇科领域的发展历程做一描述。可以说妇产科医生开创了单孔腹腔镜手术的先河，早在1969年，Clifford Wheeless使用带偏移目镜的腹腔镜，在一个1cm的孔道通过活检钳夹持输卵管，并完成输卵管绝育术；其3600例的经验报告，显示了仅仅通过单一孔道就能完成妇科腹腔镜手术的可能性，并且提供了摆动子宫配合手术操作等基本概念。

其后，单孔腹腔镜技术在外科领域取得了突飞猛进的发展，1992年Pelosi等首先报道了25例单孔腹腔镜阑尾切除术，1997年Navarra等最早报道了10例经脐单孔胆囊切除术，2007年Raman报告经脐单孔腹腔镜肾切除术，值得一提的是其中一例肾透明细胞癌，开创了该技术应用于恶性肿瘤的先河。随着单孔腹腔镜技术在普外科及泌尿外科的广泛应用，LESS再次引起了妇科医师的重视，在贯彻微创外科理念的同时，进行了初步的探索。

随着电能量器械的使用，逐渐开展对附件的手术，1981年，Tarasconi报告经脐单孔腹腔镜输卵管切除术，2001年，Kosumi报告了一例婴儿卵巢囊切除术，2005 Ghezzi报告了因宫外孕行输卵管切除术。

1991年Pelosi报告经脐单孔腹腔镜全子宫及双附件切除术，这是首例单孔多脏器联合切除手术，具有标志性的意义，作者首次系统阐述了经脐单孔腹腔镜手术的优点是简便易行，减少trocar相关并发症，更加美观等，也提示了有中转为标准腹腔镜或开放手术的可能。

2009年，Escobar报告了机器人辅助经脐单孔腹腔镜手术，为弥补单孔腹腔镜三角术野的缺失和解决手术器械相互干扰的问题提供帮助。2009年，White报告了经脐单孔腹腔镜手术骶骨阴道固定术的应用。2012年，Fanfani报告了单孔腹腔镜筋膜外子宫切除术在早期子宫内膜癌的应用（表1-1）。

表1-1　国外单孔腹腔镜手术的术式历史（重点）

年代	作者	术式	病种
1969年	Wheeless et al	输卵管绝育术	计划生育
1981年	Tarasconi et al	输卵管切除术	宫外孕等
1991年	Pelosi et al	全子宫及双附件切除术	良性肿瘤
1992年	Pelosi et al	阑尾切除术	阑尾炎
1997年	Navarra et al	胆囊切除术	胆囊炎
2007年	Raman et al	肾切除术	肾透明细胞癌等
2009年	Escobar et al	机器人辅助经脐单孔腹腔镜手术	良性肿瘤
2009年	White et al	骶骨阴道固定术	子宫脱垂
2012年	Fanfani et al	筋膜外子宫切除术	早期子宫内膜癌

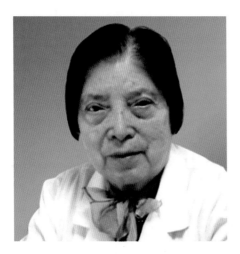

图1-1　何萃华，经脐单孔腹腔镜的女性绝育手术（1981年）。

在中国大陆，虽然单孔腹腔镜手术在妇科领域起步较晚，但是一直在坚持探索中前进。1981年，何萃华等报告了经脐单孔腹腔镜的女性绝育手术74例分析（图1-1），使用带偏移目镜的腹腔镜，用单极式电凝电切输卵管绝育的方法，取得满意的效果。2008年，高树生等报告了国内宫外孕应用经脐单孔腹腔镜行输卵管切除术。2009年，高树生等报告了经脐单孔腹腔镜卵巢囊肿剥除术，并尝试应用所谓"如同牵线木偶"的经皮吊索缝合提拉固定卵巢。2011年，马秀清报告国内经脐单孔腹腔镜辅助阴式全子宫切除术。

可喜的是，我们看到近年来国内妇产科医生在此方面的探索，保持了与国际同步，其中北京协和医院团队的工作具有代表性；2014 年，熊巍等报告了经脐单孔腹腔镜与传统三孔腹腔镜卵巢囊肿剔除术的对比研究，证明单孔腹腔镜治疗妇科良性卵巢囊肿是安全可行的，且能明显减轻患者术后疼痛，术后能达到更好的美容效果。2014 年，张俊吉等报告了单孔腹腔镜全子宫切除术 23 例临床报告，创造性地应用自固定倒刺缝合线缝合阴道残端，跨越了单孔腹腔镜下缝合打结的难点，做到完全单孔腹腔镜下子宫切除术。2014 年，孙大为等单孔腹腔镜下子宫内膜癌分期手术的临床报告，初步探索了单孔腹腔镜下子宫内膜癌分期手术的可行性及临床效果（表 1-2）。

表 1-2　国内妇科单孔腹腔镜手术的术式历史

年代	作者	术式	病种
1981 年	何萃华等	输卵管绝育术	计划生育
2008 年	高树生等	输卵管切除术	宫外孕
2009 年	高树生等	卵巢囊肿剥除术	卵巢囊肿
2014 年	熊巍等	卵巢囊肿剥除术	卵巢囊肿
2014 年	张俊吉等	全子宫切除术	子宫良性病变
2014 年	孙大为等	子宫内膜癌分期手术	早期子宫内膜癌

二、命名和术语

对于该类手术的称谓，由于可以应用于普通外科、泌尿外科、妇科、减肥手术等多学科的原因，也有历史原因、国别原因，在 2009 年以前，有多种名称和英文缩写，在早期被注册并常用的名字是 ®SILS（单切口腹腔镜手术），由 Covidien Inc . Ethicon EndoSurgery 公司提出，包含单孔腹腔镜（SSL）的名称。其后德雷塞尔大学（Drexel University）还注册了自己的名字，称这种技术为 SPA（single port access surgery）。

为便于研究和回顾，列出如下：腹腔镜内镜单切口手术（laparoendoscopic single site surgery，LESS），胚胎期自然腔道内镜手术（embryonic natural orifice transumbilical endoscopic surgery，E-NOTES），单切口腹腔镜手术（single incision laparoscopic surgery，SILS），单孔入路手术（single port access surgery，SPA），单通道手术（single access surgery，SAS），单通道脐部手术（one port umbilical surgery，OPUS），经脐内镜手术（transumbilical endoscopic surgery，TUES），自然孔道经脐手术（natural orifice transumbilical surgery，NOTUS）等（表 1-3）。

为了有利于学术交流，标准化和规范化至关重要，2008 年 7 月，一个由来自美国和世界各地的多学科的专家组成的委员会，在俄亥俄州的克利夫兰召开会议，成立了国际单孔腹腔镜内镜手术研究与评估协会（LESSCAR），其目的是组建一个国际多学科特别组织，推进单孔腹腔镜内镜手术领域的技术进步，规范和建立命名法。

表 1-3　单孔腹腔镜手术的英文名称和缩写对照表

缩写	英文名称
SSL	Single-site laparoscopy
SPLS	Single-port laparoscopic surgery
SILS	Single-incision laparoscopic surgery
SPA	SPA surgery
E-NOTES	Embryonic natural orifice transluminal endoscopic surgery
NOTUS	Natural orifice transumbilical surgery
OPUS	One port umbilical surgery
TUES	Transumbilical endoscopic assisted surgery
TULA	Transumbilical laparoscopic assisted surgery
SLIT	Single laparoscopic incision transluminal surgery
SSA	Single-site-access laparoscopic surgery
LESS	Laparoendoscopic single-site surgery

　　笔者认为，该技术应称为"单孔腹腔镜手术"，英文表述"Laparoendoscopic single site surgery"，英文缩写为"LESS"，理由：①此名称在国内已普遍应用，在检索到的22 篇中文文献中，18 篇使用此名称；②符合国际通用表述习惯，2008 年，国际单孔腹腔镜内镜手术研究与评估协会（LESSCAR），确定了"LESS"的称谓，并已得到国际内镜协会（NOSCAR ）的批准；③得到国内外科专家的认可。2010 年 8 月中华医学会外科学分会腹腔镜与内镜外科学组为此进行了论证，确定并推荐使用。

　　在妇科领域内，多数单孔腹腔镜手术采用经脐入路，中文可称为"经脐单孔腹腔镜手术"，英文表述"Transumbilical Laparoendoscopic single site surgery"，英文缩写为"TU-LESS"。

　　LESS 这个术语，不论从理论还是临床应用来看，体现的均较为准确和全面，包含了单一入路通道（single-entry portal），腹腔（abdomen）、盆腔（pelvis）、胸腔（thorax）手术部位，腹腔镜（laparoscopic）、内镜（endoscopic）、机器人（robotic surgery）手术方式，经脐或脐外（umbilical or extra-umbilical）的手术，不经内腔或经内腔（extraluminal or transluminal surgery）的手术等内容。

三、临床技术和技能培训

　　虽然，在单孔腹腔镜手术开展之初，手术医生是使用传统的多孔腹腔镜器械，遵循传统的多孔腹腔镜的手术原理和规范进行手术。但在成功完成初步的、简单的手术后发现，单孔腹腔镜手术绝不仅仅是传统的多孔腹腔镜手术的改进和变通，在对手术野的观察上，在特殊手术器械的使用上，甚至在缝合等常规操作上，均面临巨大的技术挑战，也限制了更复杂手术的成功完成。

在临床技术层面，单孔腹腔镜手术有如下难点：

其一，手术器械及光学系统的相互干扰是其主要问题，由于所有器械均由一个切口进入腹腔，使得在体外操作手柄相互干扰，在腹壁套管中操纵杆拥挤牵绊，在腹腔内难于展开，即所谓的"筷子效应"。其二，由于同轴操纵，违背了传统的三角分布原则，在一定程度上影响术者对深度和距离的判断，使操作精准度下降。其三，由于单孔腹腔镜手术是直线视野（inline vision），画面立体感差，镜头在腹腔内外易与手术器械相互干扰，画面稳定性差。

基于以上分析，笔者认为以下方面应该充分引起重视，追踪科技的进步和新手术器械的研发，选用更适用于单孔腹腔镜手术的器械，最好是单孔腹腔镜手术的专用器械；在手术中严格遵守外科手术的基本原则，充分保证手术安全；手术医生应把治疗效果和患者安全放在首位，必要时中转为传统的多孔腹腔镜手术，甚至开腹手术；手术医生要有严格的操作训练和丰富的传统多孔腹腔镜手术经验。

目前，在国内外均无独立的单孔腹腔镜手术的外科医生资质认证或授予正式批准的机构，所以这一责任取决于执行操作的外科医生个人和其所属的医疗机构。

我们要认识到，单孔腹腔镜手术的学习曲线有其特殊性，没有丰富的传统多孔腹腔镜手术的经验，进行单孔腹腔镜手术的操作是不可能的。我们建议，只有那些有丰富的临床经验，熟练的传统多孔腹腔镜手术基础的妇科医生，在经过单孔腹腔镜手术的理论和模拟器训练的培训后，才能进行临床手术。

学习单孔腹腔镜手术，应掌握以下原则，首先要学习理论知识，理解单孔腹腔镜手术的基本原理，了解手术可能出现的困难和问题，以及现有的经验和对策；然后要进行充分的体外模拟器练习（图1-2，图1-3，图1-4），练习的要点是体会单孔腹腔镜手

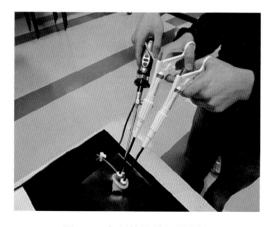

图1-2　自制简易模拟器训练

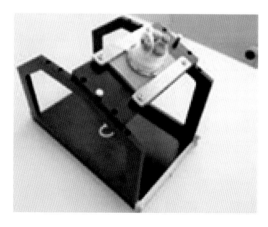

图1-3　专用模拟器

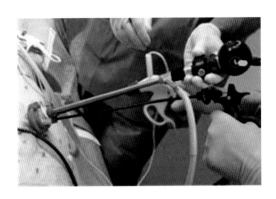

图 1-4　使用实验动物（猪）模拟训练

术与传统多孔腹腔镜手术的不同之处，习惯直线视野下的手术野的观察，训练单孔多通道腹腔镜手术的专用的特殊器械的使用，尤其是特殊器械与特殊器械、特殊器械与普通器械、特殊器械与视角等的配合；进入临床手术后，遵守循序渐进的原则，从简单的手术做起，逐渐过渡到复杂的手术。

总之，虽然使用单切口腹腔镜输卵管结扎术开创了单孔腹腔镜手术在临床应用的先河，但是我们要认识到单孔腹腔镜手术在妇科领域里的应用，仍是该项技术在大外科手术领域里应用的一部分，互相借鉴，互相促进，共同发展。其原始动力来源于微创理念和对患者的人文关怀。技术的创新、设备的创新和临床科学研究的深入起到了决定性的推动作用。基于此，可以预言，LESS 必将在妇科手术领域占有重要的一席之地，并将不断地发展。

（孙大为　张俊吉）

参考文献

[1] 孙大为. 正确认识单孔腹腔镜手术在妇科的应用. 中华腔镜外科杂志（电子版），2012，5（4）：1-4.

[2] 卢一平. 单孔腹腔镜技术在泌尿外科应用的现状及展望. 国际外科学会杂志，2010，37（5）：293.

[3] Wheeless Jr C R. A rapid inexpensive and effective method of surgical sterilization by laparoscopy. Journal of Reproductive Medicine，1969，3（5）：65-69.

[4] Pelosi M A，Pelosi 3rd M A. Laparoscopic hysterectomy with bilateral salpingo-oophorectomy using a single umbilical puncture. New Jersey medicine：the journal of the Medical Society of New Jersey，1991，88（10）：721-726.

[5] Navarra G，Pozza E，Occhionorelli S，et al. One-wound laparoscopic cholecystectomy. British Journal of Surgery，1997，84（5）：695-695.

[6] Raman J D，Bensalah K，Bagrodia A，et al. Laboratory and clinical development of single keyhole umbilical nephrectomy. Urology，2007，70（6）：1039-1042.

[7] Tarasconi J C. Endoscopic salpingectomy. The Journal of reproductive medicine，1981，26（10）：541-545.

[8] Fagotti A，Fanfani F，Marocco F，et al. Laparoendoscopic single-site surgery（LESS）for ovarian cyst enucleation：report of first 3 cases. Fertility and sterility，2009，92（3）：

1168．e13-1168．e16．

[9] Ghezzi F，Cromi A，Fasola M，et al．One-trocar salpingectomy for the treatment of tubal pregnancy：a 'marionette-like' technique．BJOG：An International Journal of Obstetrics & Gynaecology，2005，112（10）：1417-1419．

[10] Pelosi M A，Pelosi 3rd M A．Laparoscopic appendectomy using a single umbilical puncture（minilaparoscopy）．The Journal of reproductive medicine，1992，37（7）：588-594．

[11] Escobar P F，Starks D C，Fader A N，et al．Single-port risk-reducing salpingo-oophorectomy with and without hysterectomy：surgical outcomes and learning curve analysis．Gynecologic oncology，2010，119（1）：43-47．

[12] 何萃华，吴慕珍，潘秀兰．经腹腔镜的女性绝育手术 74 例分析．中国医学科学院学报，1981，28．

[13] 高树生，罗岳西，何元芬．经脐单孔腹腔镜异位妊娠输卵管切除术．川北医学院学报，2008，23（4）：353-354．

[14] 高树生，罗岳西，伍燕．经脐单孔腹腔镜卵巢囊肿剥除术．现代妇产科进展，2009，18（5）：396-398．

[15] 马秀清，苗庆松．经脐单孔腹腔镜辅助阴式全子宫切除术．腹腔镜外科杂志，2011，16（5）：337-338．

[16] 熊巍，孙大为，张俊吉．经脐单孔腹腔镜与传统三孔腹腔镜卵巢囊肿剔除术的对比研究．中华妇产科杂志，2014，49（3）：176-178．

[17] 张俊吉，孙大为．单孔腹腔镜下完全性全子宫切除术的临床报告，中华妇产科杂志，2014，4（49）．

[18] 孙大为，张俊吉，熊巍．单孔腹腔镜下子宫内膜癌分期手术的临床报告．中华腔镜外科杂志（电子版），2014，7（1）：10-13．

[19] 中华医学会外科学分会腹腔镜与内镜外科学组．单孔腔镜手术技术专家共识 [J]．中国实用外科杂志，2010，30（8）：665．

[20] Park H S，Kim T J，Song T，et al．Single-port access（SPA）laparoscopic surgery in gynecology：a surgeon's experience with an initial 200 cases．European Journal of Obstetrics & Gynecology and Reproductive Biology，2011，154（1）：81-84．

[21] Fader A N，Rojas-Espaillat L，Ibeanu O，et al．Laparoendoscopic single-site surgery（LESS）in gynecology：a multi-institutional evaluation．American journal of obstetrics and gynecology，2010，203（5）：501．e1-501．e6．

[22] Wei G，Zhong-tao Z，Wei H，et al．Transumbilical single-port laparoscopic cholecystectomy：a case report．中华医学杂志，2008，121（23）．

精选参考文献

[1] 孙大为. 正确认识单孔腹腔镜手术在妇科的应用. 中华腔镜外科杂志, 2012, 5 (4).

　　　LESS 手术是微创手术的一种, 在微创理念和临床效果方面, 优于传统腹腔镜手术。主要优势体现在美容和减轻疼痛。掌握 LESS 的关键是在传统腹腔镜手术的基础上, 积累操作经验, 使用特殊的手术器械。LESS 的发展速度依赖于手术器械的进步和医师观念的改变。

[2] Park H S, K im TJ, Song T, et al. Single-port access (SPA) laparoscopic surgery in gynecology: a surgeon's experience with an initial 200 cases. Eur J Obstet Gynecol Reprod Bio, 2011, 154 (1): 81-84.

　　　本文为一项单中心前瞻性研究, 研究结果: 200 个病人进行了 SPA 手术 (105 个全子宫切除, 11 个次全子宫切除, 43 个附件切除, 31 个卵巢囊肿剥除), 其中 187 例手术在不需要额外辅助 trocar 的情况下成功完成 SPA 手术。结论: SPA 手术在妇科手术中是安全可行的。SPA 手术与传统手术相比是否让病人明显受益需要进一步的研究。

第二章
妇科单孔腹腔镜手术的
适应证与禁忌证

经脐单孔腹腔镜手术（LESS）是微创手术的一种，在微创的理念上优于传统腹腔镜手术，逊于经自然腔道的内镜手术（NOTES）。其在现阶段已经可以完成大部分妇科手术，从其符合手术微创化的发展趋势和体现美容化的人文宗旨来看，其在妇科手术领域必将占有重要的一席之地。

妇产科医生最早实施单孔腹腔镜手术，早在 1969 年，Clifford Wheeless 使用带偏移目镜的腹腔镜，在一个 1cm 的孔道完成输卵管绝育术。随着器械和技术的发展，单孔腹腔镜在许多妇科手术，包括卵巢囊肿剔除术、输卵管切除术、附件包块切除术、子宫肌瘤剔除术、全子宫切除术、盆腔粘连分解术、盆腔和腹主动脉旁淋巴结清扫术、早期内膜癌分期术、宫颈癌根治术等中得到应用。普通外科、泌尿外科中许多手术也应用了单孔腹腔镜。另外，单孔腹腔镜经脐入路也为妇科手术同时行阑尾或胆囊切除提供了方便。

【单孔腹腔镜妇科手术适应证】

一、妇科良性肿瘤手术

（一）附件手术

1. 输卵管

（1）异位妊娠手术：输卵管切除术（图 2-1）或开窗术（图 2-2）。

（2）节育手术：输卵管结扎或切断术（图 2-3）。

2. 卵巢

（1）卵巢囊肿剔除术（图 2-4）。

（2）附件切除术（图 2-5）。

（3）卵巢打孔和取卵术（图 2-6）。

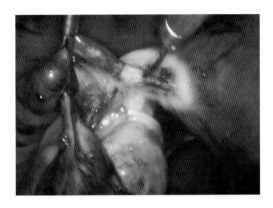

图 2-1　宫外孕输卵管切除术

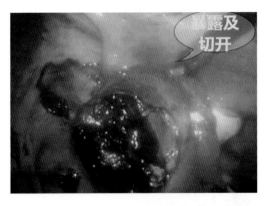

图 2-2　宫外孕输卵管开窗术

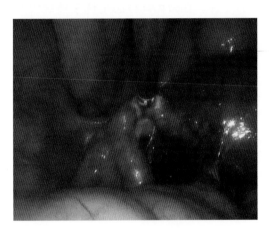

图 2-3　输卵管切断术

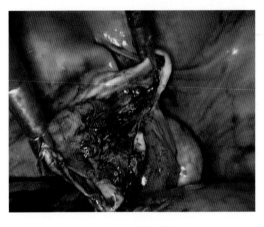

图 2-4　卵巢囊肿剥除术

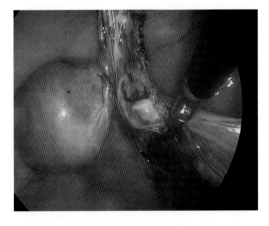

图 2-5　附件切除术

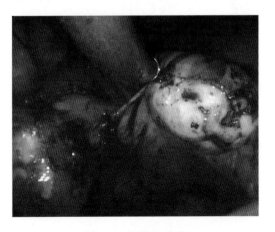

图 2-6　卵巢打孔术

（二）子宫手术

（1）子宫肌瘤剔除术（图 2-7）。

（2）子宫切除术：腹腔镜下全子宫切除术（图 2-8），腹腔镜辅助下阴式子宫切除术，次全子宫切除术。

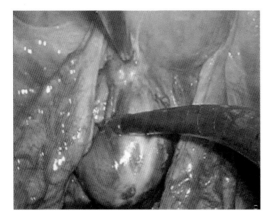

图 2-7　子宫肌瘤剥除术

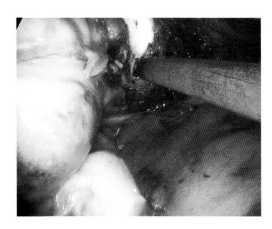

图 2-8　全子宫切除术

二、妇科恶性肿瘤手术

（1）盆腔和（或）腹主动脉旁淋巴结活检或清扫术（图 2-9）。

（2）子宫内膜癌分期术（图 2-10）。

（3）根治性子宫切除术（图 2-11）。

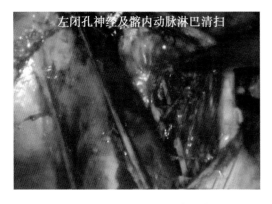

图 2-9　左闭孔淋巴结清扫术

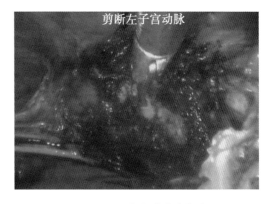

图 2-10　子宫内膜癌分期术

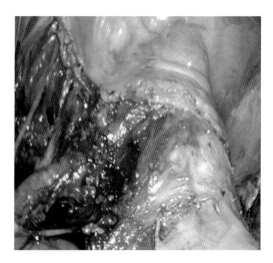

图 2-11　根治性子宫切除术

三、盆腔粘连分解术（图 2-12）

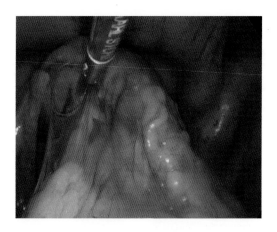

图 2-12　盆腔粘连分解术

四、盆腔器官脱垂手术

阴道骶骨固定术。

五、妇科手术联合其他外科手术

阑尾或胆囊切除联合子宫或附件手术（图 2-13）。

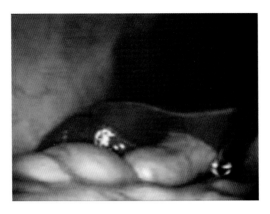

图 2-13 胆囊切除术

【单孔腹腔镜妇科手术禁忌证】

禁忌证是相对的，包括粘连严重，如严重的子宫内膜异位症或严重的盆腹腔粘连，与传统腹腔镜类似，在这样的病例中，操作空间小和操作困难可能会妨碍单孔腹腔镜手术的实施，亦会提高中转开腹的可能，有多次腹部手术史或术中发现手术部分粘连严重者，或需要多孔才能完成的手术。在单孔腹腔镜全子宫切除术中，子宫体积大小可能成为一个限制因素，曾有报告认为子宫重量小于500g可在单孔腹腔镜下切除，随后单孔腹腔镜下大子宫切除的报告陆续出现，目前文献报告的单孔腹腔镜下完成全子宫切除最大重量为868g，但随着子宫体积增大，中转为开腹手术或多孔腹腔镜手术的概率增大。另外，对于晚期恶性肿瘤，由于肿瘤侵及多部位，单孔腹腔镜下行肿瘤细胞减灭术操作困难，目前暂列为禁忌证。还有，全身身体情况不能耐受麻醉者、巨大盆腔肿物者、凝血功能障碍者、腹腔严重感染者、脐部发育异常者等情况，亦应列为禁忌证。

单孔腹腔镜手术是微创手术的创新，目前认为在妇科手术中，其可行性和安全性较传统腹腔镜无明显差异，但在美容效果和术后疼痛方面，单孔腹腔镜较传统多孔腹腔镜可能具有优势。在单孔腹腔镜成为标准术式之前，仍需要长期随机对照试验，以对比短期和长期获益。

手术医生需注意的是，无论采用何种手术方式，手术的目标和原则是不变的。手术是否能够在单孔腹腔镜下完成，既取决于外科医生能力和技巧，也需要有合适的器械和光源设备。手术医生需要充分评估患者的病情、自身的技巧，以及是否有得力的器械，以便选择最适合的手术方式。

（周星楠 孙大为）

参考文献

[1] Wheeless Jr C R. A rapid inexpensive and effective method of surgical sterilization by laparoscopy. Journal of Reproductive Medicine, 1969, 3 (5): 65-69.

[2] Fagotti A, Boruta D M, Scambia G, et al. First 100 early endometrial cancer cases treated with laparoendoscopic single-site surgery: a multicentric retrospective study. American journal of obstetrics and gynecology, 2012, 206 (4): 353. e1-353. e6.

[3] Boruta D M, Fagotti A, Bradford L S, et al. Laparoendoscopic single-site radical hysterectomy with pelvic lymphadenectomy: initial multi-institutional experience for treatment of invasive cervical cancer. Journal of minimally invasive gynecology, 2014, 21 (3): 394-398.

[4] Navarra G, Pozza E, Occhionorelli S, et al. One-wound laparoscopic cholecystectomy. British Journal of Surgery, 1997, 84 (5): 695-695.

[5] Pelosi M A, Pelosi 3rd M A. Laparoscopic appendectomy using a single umbilical puncture (minilaparoscopy). The Journal of reproductive medicine, 1992, 37 (7): 588-594.

[6] Fujimoto A, Osuga Y, Sakurabashi A, et al. Laparoendoscopic single-site concomitant surgery for gallstones and a giant ovarian teratoma. Asian journal of endoscopic surgery, 2013, 6 (3): 223-225.

[7] Lee Y Y, Kim T J, Kim C J, et al. Single-port access laparoscopic-assisted vaginal hysterectomy: a novel method with a wound retractor and a glove. Journal of minimally invasive gynecology, 2009, 16 (4): 450-453.

[8] Song T, Lee Y, Kim M L, et al. Single-port access total laparoscopic hysterectomy for large uterus. Gynecologic and obstetric investigation, 2013, 75 (1): 16-20.

[9] Autorino R, Brandao L F, Sankari B, et al. Laparoendoscopic single-site (LESS) vs laparoscopic living-donor nephrectomy: a systematic review and meta-analysis. BJU international, 2015, 115 (2): 206-215.

[10] Kim T J, Shin S J, Kim T H, et al. Multi-institution, Prospective, Randomized Trial to Compare the Success Rates of Single-port Versus Multiport Laparoscopic Hysterectomy for the Treatment of Uterine Myoma or Adenomyosis. Journal of minimally invasive gynecology, 2015.

精选参考文献

[1] Boruta, D. M., et al. Laparoendoscopic single-site radical hysterectomy with pelvic

lymphadenectomy：initial multi-institutional experience for treatment of invasive cervical cancer．J Minim Invasive Gynecol，2014．21（3）：394-8．

　　本文对 22 例 FIGO 分期 IA1 至 IB1 宫颈癌病人单孔腹腔镜下根治性子宫切除进行了回顾性研究：手术采用多通道平台、头部可弯曲 5mm 镜头及多功能器械进行。其中 20 例病人成功完成单孔腹腔镜下根治性子宫切除和盆腔淋巴结切除。平均年龄 46 岁，平均体重指数 $23.3kg/m^2$，平均盆腔淋巴结切除数量 22 个。手术切缘阴性。2 例淋巴结阳性，1 例宫旁镜下浸润而接受了辅助放化疗。结论：单孔腹腔镜淋根治性子宫切除 / 淋巴结切除可安全有效进行，但需要更大的研究证实增加的手术难度在常规妇科肿瘤手术中应用的可行性。

[2]　Song，T．，et al．Single-port access total laparoscopic hysterectomy for large uterus．Gynecol Obstet Invest，2013．75（1）：16-20．

　　本文评估了大子宫（＞ 500g）进行单孔腹腔镜全子宫切除的可行性及安全性。前瞻性分析 21 例病人单孔腹腔镜子宫切除手术结果，包括时间及出血量等，其中16 例成功完成单孔腹腔镜手术，4 例中转为传统多孔腹腔镜手术，1 例中转开腹，手术时间和出血量随着子宫重量增加而增加（P 值分别为 0.003 和 0.033）。结论：单孔腹腔镜手术大子宫切除是安全可行的。

第三章
单孔腹腔镜手术脐部入路及设备

从单孔腹腔镜手术的定义来说，原则上只要是满足单孔道多通路的手术，均可称为单孔腹腔镜手术，但在妇科手术领域，几乎全部采用经脐的入路方式。

经脐的入路方式具有如下的优点：

1. 脐是人类先天所具有的瘢痕，在此切口不再增添瘢痕，有利于美容；
2. 脐位于腹腔中部，通过影像设备观察盆腔和腹腔均方便；
3. 脐相对于腹壁其他部位更薄，更有利于操作器械的运动灵活性；
4. 脐相对于腹壁其他部位更薄，腹膜前脂肪很少，更容易进入腹腔；
5. 脐相对于腹壁其他部位血管更少，在此切口出血更少。

在此，有必要对脐部的解剖做简单的介绍。

一、脐部的解剖

众所周知，脐部的形成是胎儿出生后，脐带内原有的卵黄管、脐尿管、脐带动静脉等闭锁，脐带脱落根部形成的瘢痕。

脐位于腹前正中线上，在左右髂前上棘连线与腹前正中线交叉点的头侧；由于脐中央部为无弹力的瘢痕组织，周边逐渐延伸为正常腹壁组织，所以形成特征性的凹陷。

脐部的体表神经由胸10神经节段支配。覆盖的皮肤和皮下组织无特殊，只是筋膜层是腹白线，由左右腹直肌前后鞘融合而成，仅有一层。脐部血液供应是由腹壁下动静脉的分支来完成的，在腹前正中线处已是终末分支，血液供应并不丰富。

脐部的外形在婴幼儿期是圆形漏斗状，随着人的成长，身高增长的比例大，腹壁的支持组织也随之向纵轴延伸，一般会形成纵长形脐（图3-1）；过于肥胖的人（如BMI＞40），腹部脂肪堆积，形成横向推力，表现为横长形脐（图3-2）。

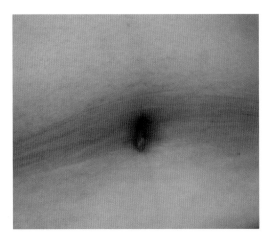

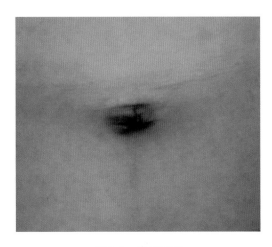

图 3-1 纵长形脐　　　　　　　　　　　　　　图 3-2 横长形脐

二、脐部手术切口的操作

如前所述，应该说经脐的入路方式最适合妇科手术领域。

（一）单孔腹腔镜手术的脐部准备

由于脐部是单孔腹腔镜手术的唯一入路，避免感染尤为重要；一般人的脐部是凹陷的，平时清洁不彻底，积存有陈旧的皮脂垢，应在术前清除干净，预防脐部切口感染。

术前的准备：术前 12 小时，患者取仰平卧位，将橄榄油或者汽油 1ml 滴入脐部，留置 2 分钟，再用棉签轻拭，除去皮脂垢，然后肥皂水清洗。

术中的准备：患者体位多采用膀胱截石位，具体要求：①置腿架和肩托；②有体位调节功能的手术床；③ Trendelenburg 体位；④患者臀部超出手术床边缘 2cm，大腿与手术台角度 15°，两膝距离 60cm；⑤消毒、穿刺和缝合皮肤时水平位；⑥术中头低臀高 15°（图 3-3 ～图 3-5）。

手术野皮肤消毒：①采用聚维酮碘分段二次消毒法；②消毒阴道；③消毒会阴及大腿上 1/2 皮肤；④消毒双侧腋中线内及乳头下区域皮肤；⑤铺无菌巾（图 3-6，图 3-7，图 3-8，图 3-9）。

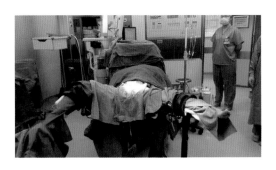

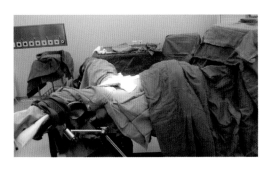

图 3-3 准备体位　　　　　　　　　　　　　　图 3-4 开始体位

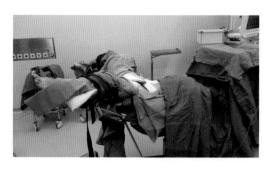

图 3-5　术中体位

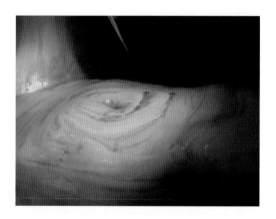

图 3-6　消毒腹部皮肤

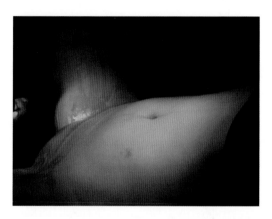

图 3-7　消毒会阴和阴道

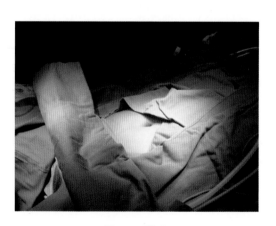

图 3-8　铺巾

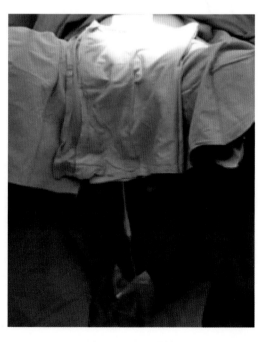

图 3-9　置导尿管

（二）单孔腹腔镜手术的脐部皮肤切开

作为单孔腹腔镜手术的入路，脐部皮肤的切开方式，大致有三种形状：

1．纵行切口：以脐部瘢痕的中心点开始，向头侧和会阴侧纵向切开，根据置入的单孔平台的需要选择切口长度（图 3-10 ～图 3-13）。

2．"Ω"形切口：沿脐轮弧形切开皮肤，根据手术需要选择开口向头侧和会阴侧，根据置入的单孔平台的需要选择切口长度。

3．"Y"形切口：自脐部瘢痕的中心点开始，三叉切开，切口长约 0.8cm，分开角度约 120°。

（三）单孔腹腔镜手术的脐部皮肤缝合

根据脐部的解剖学特点，其中心部分为胚胎残留的瘢痕组织，相对薄弱，血液供应少，而且与脐轮周边的腹壁厚度相差大，因此缝合时需要特殊的技巧和精细的操作。

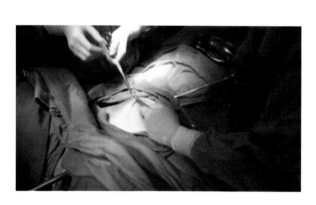
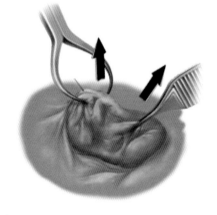

图 3-10　提起脐部皮肤

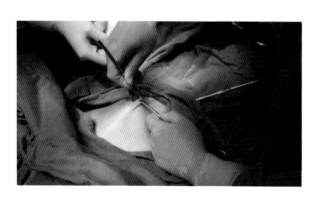
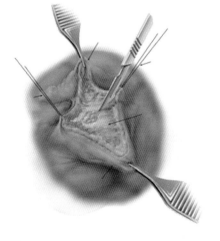

图 3-11　纵向切开脐部皮肤

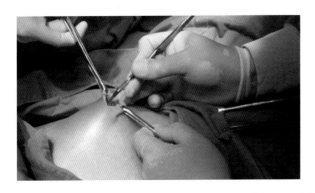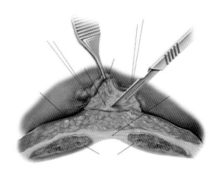

图 3-12　纵向切开脐部下腹膜

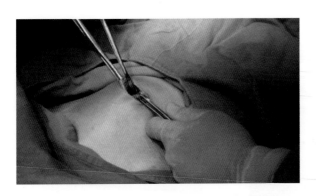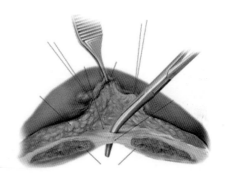

图 3-13　进入腹腔

作为原则，有以下 3 点注意：

1．保证腹壁筋膜的确实关闭；

2．脐部皮肤的对合完整；

3．脐部接近原有凹陷形态的成形。

首先，手术完成并取出入路平台后，要仔细检查切口创面有无出血，认真止血。为了保证腹壁筋膜的确实关闭，建议采用不可吸收缝线，单独连续缝合筋膜切口，在实际操作过程中，由于皮肤切口较小，筋膜位置较深，使用鼠齿钳钳夹并上提筋膜，更加容易暴露切缘，使用曲度大的"鱼钩形"针更容易缝合。

其次，使用可吸收缝线皮内法缝合脐部皮肤，可使其对合完整；特别要注意的是，脐部的缝合不同于一般的腹部皮肤的平整缝合，而是要还原成脐部原有的凹陷形态，为此，建议在缝合脐部中心皮肤（也就是脐部最深点）时，向深部皮下组织缝入，形成脐部中心的凹陷。通过外科整形的缝合方法，外观上还原了脐部原有的凹陷形态，从精神上为女性患者带来满意的、理想的感受（图 3-14，图 3-15）。

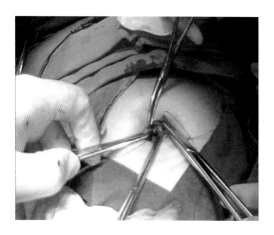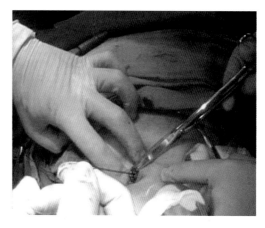

图 3-14 关闭腹壁筋膜层

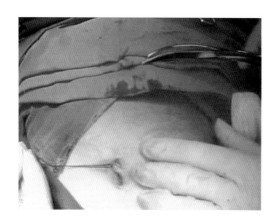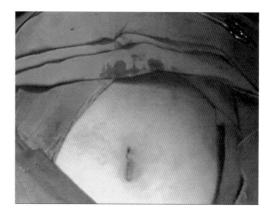

图 3-15 缝合脐部皮肤

三、单孔腹腔镜手术脐部的入路平台

（一）单孔腹腔镜手术经脐部切口的入路系统评价

目前，在世界各地，众多的外科医师依照各自的手术经验，在探索各种入路平台，其中不乏创新的思路和技术。

依照外科手术原理，单孔腹腔镜手术经脐部切口的入路平台，大致可以归纳为三类方法：

1. 使用传统腹腔镜经脐入路：依然使用传统腹腔镜的经脐 trocar 通道，在腹腔镜上增加了沿着主轴的侧槽通路，可以通过专用的手术操作器械，如分离钳、剪刀、单极电凝切器、输卵管套环器等，用来完成相对较简单的手术，此方法已广泛应用到妇产科的输卵管绝育手术（图 3-16）。

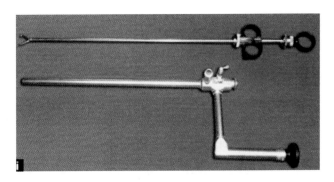

图 3-16 增加侧槽通路的腹腔镜

2．皮肤单一切口配合多个筋膜切口：此种方法的基本原理是，皮肤为单一切口，而通过此切口分别穿过筋膜，插入多个 5 ～ 10mm 的 trocar 进入腹腔。此种方法的优点是可以使用传统的 trocar，不需要增加设备，缺点是各筋膜切口之间的桥梁被削减，可能导致筋膜减弱，也导致术中漏气，气腹形成不良（图 3-17）。

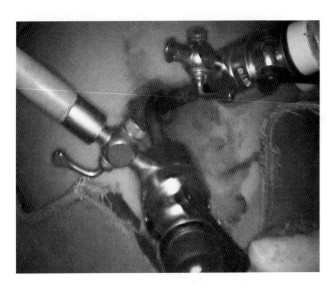

图 3-17 皮肤单一切口配合多个筋膜切口

3．单孔腹腔镜手术的专用入路平台：医疗设备厂商开发了多种单孔腹腔镜手术的专用入路平台，并获得临床使用许可证，在临床上得以广泛应用；基本是通过单一平台有多个通道进入腹腔（后文详述）。

（二）单孔腹腔镜手术的专用入路平台

传统腹腔镜入路平台的置入技术主要包括有 Hasson 开放法和应用气腹针的闭合气腹技术，其中套管有直接套管穿刺、保护性套管穿刺、快速膨胀变形套管穿刺和光学套管穿刺等。无论采用何种方法，入路置入的安全性、可靠性、便捷性对腹腔镜手术的成功至关重要。对于单孔腹腔镜手术的入路平台来说，基本的要求也是如此，但是还要增加减少操作器械拥挤，减轻碰撞，提供操作空间和潜力等要求。现在已经有很多不同的单孔入路平台技术用于临床实践，接下来将对专门为单孔腹腔镜手术设计的商品入路平台进行简要的介绍和评价。

1. TriPort™/QuadPort™ 系列

Olympus 公司（Olympus Winter and Ibe GmbH，Hamburg，Germany）产品，主体组成部分是可以拆卸的基座部和带有内外环装置的收缩套管（图3-18～图3-21）。

TriPort 的基座部带有三个凝胶阀（1个12 mm，2个5 mm 的凝胶阀），器械通过该通道进入腹腔，使用时仅需建立12～25 mm 的切口。而 QuadPort 的基座部则带有四个凝胶阀（1个5 mm，2个12 mm 和1个15 mm 的凝胶阀），使用时需建立25～60 mm 的长切口，通常为30 mm。穿刺器的基座部可以拆卸，因此可在手术过程中取出组织和小器官。同时，器械通道口的凝胶阀能很好地保持气腹的气密性。此外，两

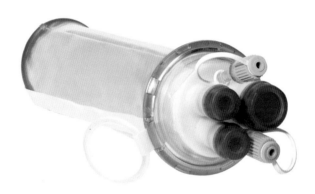

图 3-18　Olympus TriPort

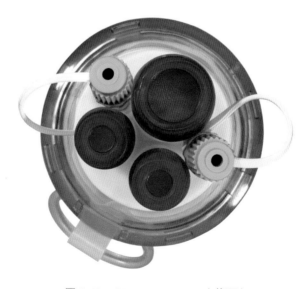

图 3-19　Olympus TriPort（截面）

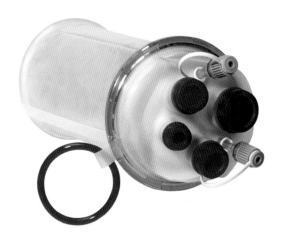

图 3-20　Olympus QuadPort

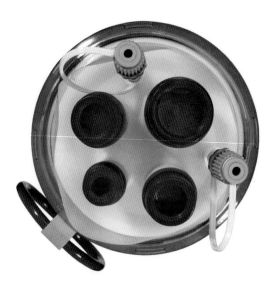

图 3-21　Olympus QuadPort（截面）

种的基座部均有两个鲁尔（Luer）接口可用来进气和排烟。

　　TriPort 和 QuadPort 带有内外环装置的收缩套管可以保持腹壁切口开放，套管和器械通道由弹性材料制成，便于在手术过程中移动器械和相关组件。内环上的移除环用于手术结束后拉出穿刺器。

　　TriPort 和 QuadPort 的置入需要借助导引器，导引器由手柄、拇指开关、导引器本体和注射推杆组成，作用是携带内环，穿过皮肤和筋膜切口，将内环推入腹腔内，使内环张开固定到位（图 3-22 ～ 3-28）。

　　两种穿刺器均适用于厚达 10cm 的腹壁。这两种穿刺器可满足绝大多数 LESS 手术的需要，TriPort 主要用于标准腹腔镜手术，QuadPort 则适用于更加复杂的手术，或取出较大的器官（视频 1. Port 置入与取出，术者孙大为)*。

　　临床应用特点：

- ■ 可以同时放置多个操作器械。
- ■ 可以使用特定的弯曲操作器械。
- ■ 置入便捷、安全。
- ■ 能够保持理想的气腹状态。
- ■ 可以拆卸的基座部易于在手术过程中取出组织和小器官。
- ■ 适用于 10cm 以内的各种腹壁厚度。
- ■ 凝胶阀门在反复抽插及过度操作时有损伤和漏气的可能。
- ■ 通道的凝胶阀门需要使用润滑剂。

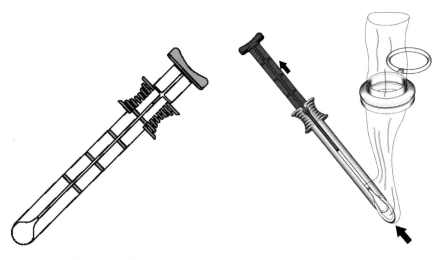

图 3-22　导引器　　　　　图 3-23　收缩套置入导引器

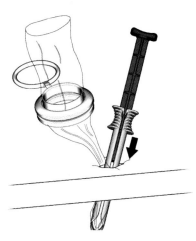
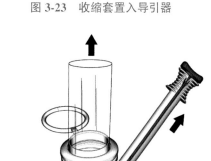

图 3-24　送入切口　　　　图 3-25　移除导引器 & 拉动收缩套

注：* 参见本书封底说明，扫描二维码获取相应视频内容。

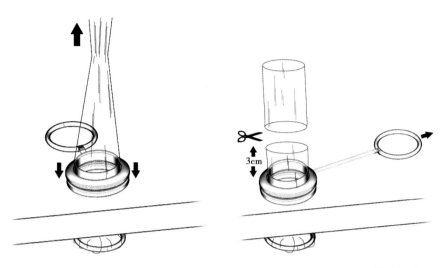

图 3-26　拉紧收缩套至远端环紧贴腹壁内侧

图 3-27　拉出环瓣 & 剪掉收缩套

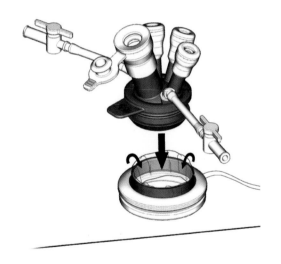

图 3-28　器械通道基部置于底座

2．X-cone /EndoCone/S-Port 系列

Karl Storz 公司（KARL STORZ，Tutlingen，Germany）产品，主体组成部分是可拆卸单孔腹腔镜外科手术刚性和膜性入路平台，封盖部分为可拆卸的塑胶盖和金属卡口盖（图 3-29 ～图 3-31）。

X-cone 由两个金属部分组成，在腹壁和腹腔内形成"X"状支撑，在腹壁外被塑胶盖连接在一起并形成有效密封，塑胶盖内有 3 个供器械插入的通道，其中 2 个直径 5mm 通道排列在外围，1 个更大的 12 mm 通道在平台当中，所有通道均有防漏气装置。

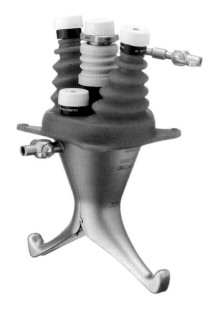

图 3-29 X-cone

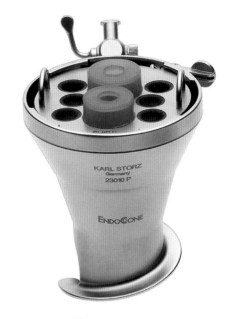

图 3-30 Endocone

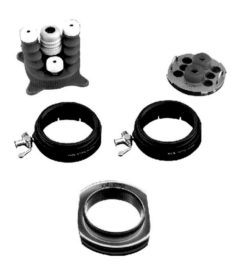

图 3-31 S-Port

EndoCone 该平台呈沙漏形，远端（沙漏体最小直径处）体壁上呈单螺纹形状，近端（沙漏体最大直径处）体壁可拆卸，其上有供器械插入的 8 个通道。其中 6 个通道排列在平台外围表面，2 个更大的 12 mm 通道在平台当中，所有通道均有防漏气装置。整个体壁采用卡口方式固定，当需从腹内取出大的标本时可方便地拆卸体壁，利于大标本的取出。还有一个通道和鲁尔（Luer）接口阀门一起用于气腹，选择合适的阀门径向位置还可以减少器械间的冲突程度，腹壁间形成有效密封时该螺纹部也提供了一个

视频2

运动支撑处（视频2．史托斯平台置入，术者孙大为）*。

　　S-Port 是一款创新模块化产品。它延续了原有 X-cone 与 EndoCone 平台部分的设计，使原先的使用者无需学习即可掌握新产品的使用，并可根据手术需要及操作习惯，灵活搭配相应的平台进行手术。在入路部分，S-Port 采用软体伤口保护器，从而可以根据手术需要决定切口大小，且不受患者腹壁厚度限制。软体伤口保护器的另一精妙之处在于其为手术器械提供了最大的体内活动度（图 3-32，图 3-33）。

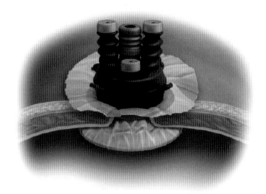

图 3-32　S-Port-1

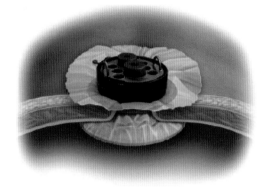

图 3-33　S-Port-2

临床应用特点：

- 可以同时放置多至 8 个操作器械。
- 可以使用特定的弯曲操作器械。
- 置入便捷、安全。
- 能够保持理想的气腹状态。
- 可以拆卸的基座部易于在手术过程中取出组织和小器官。
- 适用于 10cm 以内的各种腹壁厚度。
- 凝胶阀门在反复抽插及过度操作时有损伤和漏气的可能。
- 通道的凝胶阀门需要使用润滑剂。

　　3．SILS™ Port 系列

　　Covidien IIc 公司旗下注册的腔镜下多通路器械装置商标产品（Covidien IIc，North Haven，CT，USA），该系统由经 FDA 批准的 SILS™ Port 多通路平台本身和一系列钳口可以旋转角度的关节器械组成，包括分离钳、抓钳、剪刀和镜下自动缝合器等。SILS™ Port 主体组成部分是一种聚合物（弹性热塑性橡胶材料）平台，配备有一个单独的气腹通道和不同直径的套管。SILS Port 主体组成部分是一种聚合物平台，配备有不同直径的套管（图 3-34，图 3-35）。

　　SILS™ Port 多通路平台本身是一种单孔腹腔镜外科手术专用的哑铃形状的弹性聚合物平台，适用于直径 2.0 ～ 2.5cm 长的脐部切口，置入后可插入 3 个 5 mm，2 个 5 mm、1 个 12 mm 套管或 2 个 5 mm、1 个 15mm 套管。

注：* 参见本书封底说明，扫描二维码获取相应视频内容。

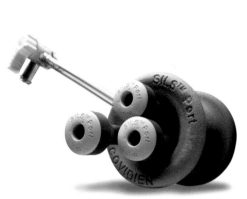

图 3-34 SILS™ Port

图 3-35 SILS™ Port 及配件

共有 3 种规格可供选择：

SILSPort 5：1 个多通路平台、3 个 5mm 套管、1 个 5mm 套管的安全穿刺芯。

SILSPort 12：1 个多通路平台、3 个 5mm 套管、1 个 5mm 套管的安全穿刺芯、1 个 12mm 套管的安全穿刺芯。

SILSPort 15：1 个多通路平台、3 个 5mm 套管、1 个 5mm 套管的安全穿刺芯、1 个 15mm 套管的安全穿刺芯、1 个 5 mm、15 mm 套管封闭帽。

临床上有医生将单独的气腹通道取出，置入 1 个 5mm 的套管（由于 3 个 5mm 套管中有一个带有独立的"鲁尔"阀门可以注气）以获得 4 通路的效果。

置入方法，采用脐部的皮肤开放切口，长 2.0 ～ 2.5cm，Hasson 开放法，形成 2.0 ～ 2.5cm 孔道，置入前请先将平台充分润滑，需要借助长止血钳或小卵圆钳，夹持哑铃形状的弹性聚合物平台的一端，导引进入腹腔。然后将安全穿刺芯置入套管，旋转并下推，确保顺利插入并通过弹性聚合物平台进入腹腔。套管置入的顺序需由大至小（如先置入 12mm 后置入 5mm）。套管置入完成后，可以注气，完成气腹的建立（图 3-36 ～图 3-39）（视频 3．SILS 单孔置入）*。

视频 3

临床应用特点：

- 可以同时放置多至 3 个操作器械。
- 可以使用特定的前端多自由度弯曲操作器械。
- 置入便捷、安全。
- 能够保持理想的气腹状态。
- 套管可耐受反复抽插及过度操作。
- 是一次性使用的设备。
- 在手术过程中取出组织和小器官需要取出平台。
- 只适用于中等厚度的腹壁。

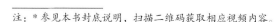

注：＊参见本书封底说明，扫描二维码获取相应视频内容。

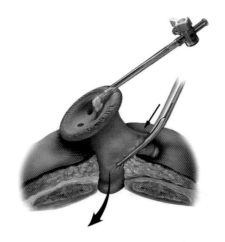

图 3-36　导引弹性聚合物平台

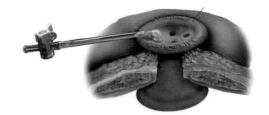

图 3-37　弹性聚合物平台进入腹腔

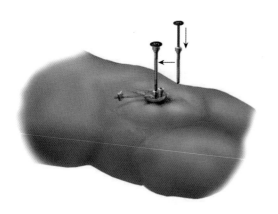

图 3-38　置入安全穿刺芯的套管通过平台

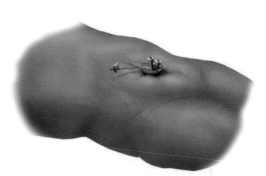

图 3-39　套管置入完成

4. GelPort® 系统

Applied Medical 公司（Rancho Santa Margarita，California）产品，主体组成部分是可以拆卸的凝胶密封盖（GelSeal®，Applied Medical）和双环切口保护器（Alexis®，Applied Medical），密封盖和保护器通过一个简易门闩的方式连接起来（图 3-40）。

GelPort 单孔腹腔镜入路系统的凝胶密封盖 GelSeal® 是和双环切口保护器 Alexis® 配合使用的，其卡口部大约直径 10cm，和外环密切扣紧，既可以拆卸又可以避免漏气。密封膜部实际上确定了套管的位置，该位置同样也是器械的运动支点，可以随意插入 4 个不同型号（5mm，10mm，12mm）的套管通过凝胶进入腹腔，并能保持密封状态，让医生在不影响气腹的情况下按需更换器械，且不会影响视觉的连续性。

双环切口保护器 Alexis® 是内、外双环结构的支撑套管装置，双环的直径大约 10cm，内环弹性较大，置于腹腔内，外环环体为扁棱柱状，弹性较小，可以外卷调整套管长度；支撑套管由弹性材料制成，可以防止腹壁切口回缩，保持腹壁切口开放，以

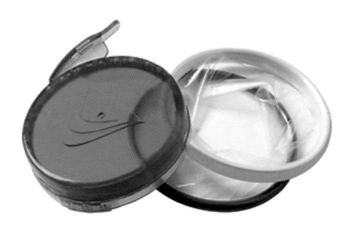

图 3-40 GelPort 单孔入路平台

利于 trocar 和器械的进入，并方便取出组织和小器官。

GelPort 的置入方法，首先需要采用脐部的皮肤开放切口，长 2 ~ 3cm ，提起腹壁后逐层切开筋膜和腹膜，进入腹腔，并扩张形成 2 ~ 3cm 孔道，借助挤压使内环呈临时"闭合状"推入腹腔内，张开固定到位。利用外环的扁棱柱状环体，调整套管长度并压紧腹壁。然后将密封盖 GelSeal® 和外环密切扣紧。

临床应用特点：

■ 可以同时放置多至 4 个操作器械。

■ 可以使用直的和弯曲的操作器械。

■ 置入便捷、安全。

■ 能够保持理想的气腹状态。

■ 可以拆卸的密封盖 GelSeal® 易于在手术过程中取出组织和小器官。

■ 适用于 10cm 以内的各种腹壁厚度。

■ 凝胶阀门在反复抽插及过度操作时有损伤和漏气的可能。

■ 通道的凝胶阀门需要使用润滑剂。

■ 过于肥胖的患者可能皮肤和筋膜之间的孔道狭窄。

5．AirSeal™ 系统

SurgiQuest 公司（SurgiQuest，Orange，CT，USA）实验产品，虽然目前尚未进入临床应用阶段，但由于 AirSeal™ 采用的是全新的气体动力学的设计，代表着一种新的腹腔入路技术，特别在此介绍（图 3-41）。

AirSeal™ 采用的并不是传统的阀门或气缸垫片结构技术，而是利用高压气体从密封接口处出去，在套管进口处形成看不见的气帘，以起到密封的作用。优点是多个器械可以自由、方便地进出其通道，互相无干扰，且操作时不会发生碰撞，能形成医生想要的操作三角。AirSeal™ 平台另一个特征是其器械通道形状是长轴为 21 mm 的椭圆形，该设计使得器械在最小的切口内获得最大的运动范围。该平台采用实时压力感应技术来保证气腹的稳定性，采用连续循环和过滤的腹内气体保持手术视野的清晰度。

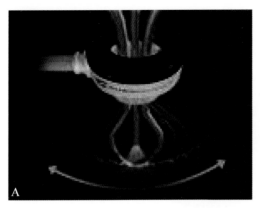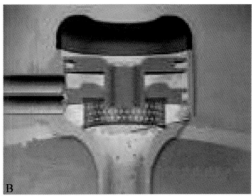

图 3-41　AirSeal™ 系统

目前 AirSeal™ 平台还处于动物实验阶段，但已经成功完成了动物的乙状结肠切除和再吻合手术。可以预见，这种技术必将更多地应用于腹腔镜外科手术，尤其是单孔腹腔镜手术。

（孙大为　张俊吉）

参考文献

[1] Uppal S，Frumovitz M，Escobar P，et al．Laparoendoscopic single-site surgery in gynecology：review of literature and available technology．Journal of minimally invasive gynecology，2011，18（1）：12-23．

[2] Tsai A Y，Selzer D J．Single-Port Laparoscopic Surgery．Advances in Surgery，2010，44（1）：1-27．

[3] 孙大为．单孔腹腔镜手术在妇科的应用探讨．中华腔镜外科杂志（电子版），2013（1）．

[4] Dutta S．Early experience with single incision laparoscopic surgery：eliminating the scar from abdominal operations．Journal of pediatric surgery，2009，44（9）：1741-1745．

[5] Rao P P，Rao P P，Bhagwat S．Single-incision laparoscopic surgery-current status and controversies．Journal of minimal access surgery，2011，7（1）：6．

[6] Rane A，Kommu S，Eddy B，et al．Clinical evaluation of a novel laparoscopic port（R-Port®）and evolution of the single laparoscopic port procedure（SLIPP）．JOURNAL OF ENDOUROLOGY，2007，21：BR6．

［7］ Raman J D，Bensalah K，Bagrodia A，et al．Laboratory and clinical development of single keyhole umbilical nephrectomy．Urology，2007，70（6）：1039-1042．

［8］ Tacchino R，Greco F，Matera D．Single-incision laparoscopic cholecystectomy：surgery without a visible scar．Surgical endoscopy，2009，23（4）：896-899．

［9］ Gunderson C C，Knight J，Ybanez-Morano J，et al．The risk of umbilical hernia and other complications with laparoendoscopic single-site surgery．Journal of minimally invasive gynecology，2012，19（1）：40-45．

［10］ Coscarella G，Di Lorenzo N，Gacek I．The Radius Surgical System：Preliminary experience with new laparoscopic device．Minim Invasive Ther Allied Technol，2005，14：332-3．

［11］ Di Lorenzo N，Camperchioli I，Gaspari A L．Radius surgical system and conventional laparoscopic instruments in abdominal surgery：Application，learning curve and ergonomy．Surgical oncology，2007，16：69-72．

［12］ 程小丽，宋成利．单孔腹腔镜手术器械研究的最新进展．中国组织工程研究与临床康复，2011，15（25）：4669-4674．

［13］ Sobolewski C，Yeung P P，Hart S．Laparoendoscopic single-site surgery in gynecology．Obstetrics and gynecology clinics of North America，2011，38（4）：741-755．

［14］ Rettenmaier M A，Abaid L N，Erwin M R，et al．A retrospective review of the GelPort system in single-port access pelvic surgery．Journal of minimally invasive gynecology，2009，16（6）：743-747．

精选参考文献

［1］ Shitanshu Uppal，Michael Frumovitz，Pedro Escobar，et al．Laparoendoscopic single-site surgery in Gynaecology：Review of Literature and Available Technology．Journal of Minimally Invasive Gynecology．2010（18）：12-23．

　　本文对已出版的16篇单孔腹腔镜文献进行回顾综述：近年来，传统腹腔镜技术的提高和更多先进腹腔镜器械的出现使得单孔腹腔镜手术更加可行和安全。医生对于LESS代替传统腹腔镜手术和通过单切口完成机器人手术越来越感兴趣。LESS手术为微创妇科手术领域提供了又一选择，但其最终地位仍有待于进一步研究。

［2］ Prashanth P Rao，Pradeep P Rao，Sonali Bhagwat．Single-incision laparoscopic surgery-current status and controversies．J Minim Access Surg．2011 Jan-Mar；7（1）：6-16．

20世纪80年代末期Muhe和Mouret的工作为主流腹腔镜手术铺平道路，使其迅速成为腹腔内手术的重要选择。单孔腹腔镜手术在微创外科领域是一种令人振奋的新手术模式，其可减少传统腹腔镜手术瘢痕并向无瘢痕手术发展。单孔腹腔镜手术仍是一种正在不断进步的手术方式，但在其成为主流之前还有一段路要走。本文对LESS相关技术和设备的发展及未来趋势进行了全面总结和展望。

第四章
单孔腹腔镜手术的光学和手术设备

在单孔腹腔镜手术中，所有的操作器械只通过腹部一个微小的切口进入体内，造成器械置入部位相对集中，光源与器械成平行走向，难以形成传统腹腔镜手术器械的所谓"操作三角"。另外，器械在体内的操作空间有限，器械之间的相互碰撞、干扰等问题有时不可避免，且器械和光源轴线平行，造成"同轴平行-管状视野"缺陷，会在一定程度上影响术者对深度和距离的判断，进一步增加手术操作困难。因此，单孔腹腔镜手术要求器械有更多的自由度以增强其灵活性，除了能满足多个器械同时通过单一微小切口进入体内外，还要求其可以在整个手术过程中像人体关节一样进行推拉、弯曲、扭转等多角度活动，这样可以形成光源中间照射下的器械"操作三角"。同时，也需要现代工业的不断进步，出现更先进的光学影像设备为术者提供更多支持。因此，可以说单孔腹腔镜手术的思想促进了器械设备的研发，同时器械设备的改进又实现了单孔手术的进一步的发展与普及。而这场技术革命的关键在于单孔多通道的平台以及各种可弯曲的腹腔镜器械的研发。

单孔多通道入路平台已在前一章详细介绍，本章节主要对单孔腹腔镜手术的光学和手术设备进行简要介绍。

一、光学设备

（一）摄像系统

在腹腔镜镜体方面，体外摄像头手柄直径应尽量细小，以便留出更多的器械操作空间。在单孔腹腔镜手术中，现有的腹腔镜摄像系统已基本满足手术视野的显露，相对常规腹腔镜手术并无过多的特殊要求。不过，常用的光学腹腔镜多采用与镜体呈大约90°直角的导光束连接设计，加大了腹腔镜摄像头手柄部分的总体直径，占据了本已拥挤、有限的操作空间，术中旋转光源不便，而且在术中可能导致导光束连接部位与手术器械手柄相互干扰。而电子腹腔镜的一体化集成设计有效缩小了摄像头手柄部分的直径，更多地留出了器械操作的空间。使用手柄更为细小的电子腹腔镜系统可能更适合完成单孔腹腔镜手术。

以下 3 种机型，基本体现了目前腹腔镜手术摄像系统的先进技术，在妇科单孔腹腔镜手术中发挥作用，能够提高手术的效率和水平，在此予以介绍。

1．IMAGE 1 SPIES™ 影像平台

IMAGE 1 SPIES™ 影像平台是 KARL STORZ 公司（KARL STORZ，Tutlingen，Germany）最新摄像系统产品，SPIES™ 是 STORZ Professional Image Enhancement System™ 的首字母缩写，该系统可为医生临床诊断及手术提供多种图像支持。全新摄像系统整合了三种创新成像技术：SPIES CLARA™、SPIES CHROMA™ 及 SPIES SPECTRA™。

（1）CLARA 模式可显示各区域光照均匀的内镜图像。对阴影区域进行动态照明调节。参考每个像素点周边环境的亮度进行调节，增加亮度。因此，阴影区域的每个像素点的亮度都得到最佳调节，可更好地识别阴影区域和深部组织（图 4-1）。

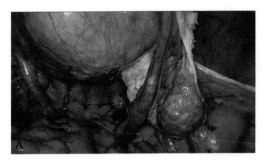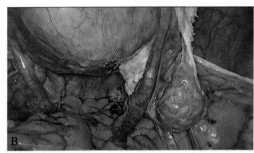

图 4-1　CLARA 模式图像

（2）CHROMA 视图模式可增强色彩表现力，但并不影响图像颜色的自然感知。

参考现有光学颜色变化，对每个像素的环境信息进行分析及相应调整，结构及颜色的变化将更为清晰易见，不同类型组织间的过渡区也更为明显（图 4-2）。

（3）IMAGE 1 SPIES™ 可将 CLARA 技术与 CHROMA 技术进行完美结合。

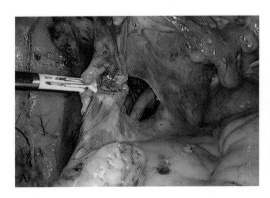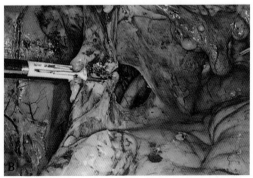

图 4-2　CHROMA 模式图像

在该模式下，CLARA 功能将改善图像亮度，而 CHROMA 则可显著提升组织结构的辨识度（图 4-3）。

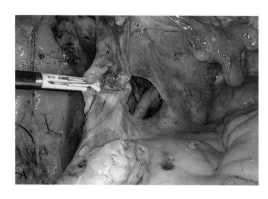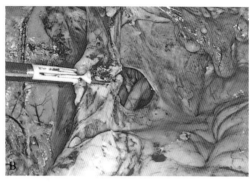

图 4-3　CLARA+CHROMA 模式图像

（4）SPECTRA A 及 SPECTRA B（光谱偏移，光谱变换）使用 SPECTRA A 与 SPECTRA B 时，可通过光谱偏移对光谱中的特定区域进行强化，这样就能更好地区分色差，所提供的附加信息可为医师在区分辨识组织结构时，提供更多图像支持。

SPECTRA A 模式下，将对红光进行光谱分离过滤。不同组织结构间的对比得到增强。

SPECTRA B 模式下，降低红色色调并加强蓝绿色在光谱中的比重。图像的背景偏向绿色，可突出显示血管及毛细血管，并保证不会影响使用者对色彩的原有认知。

SPIES SPECTRA™ 模式下的光谱功能在摄像系统内即可完成，不需要配备特殊光源（图 4-4）。

（5）SPIES™ VIEW：影像增强功能配合 SPIES™ VIEW 可发挥更强大的优势，使用者可将标准图像与相应的 SPIESTM 增强图像在同一显示器上显示并记录。此时，屏幕分为两个部分：左边为标准图像，右边为 SPIES™ 增强图像（图 4-5）。

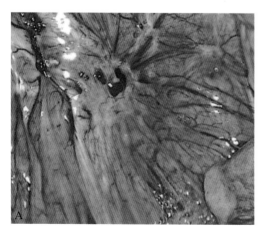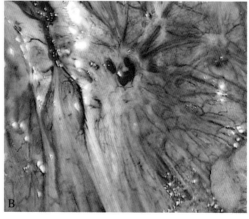

图 4-4　SPIES SPECTRA™ 模式图像

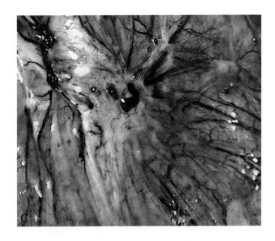

图 4-4（续）　SPIES SPECTRA™ 模式图像

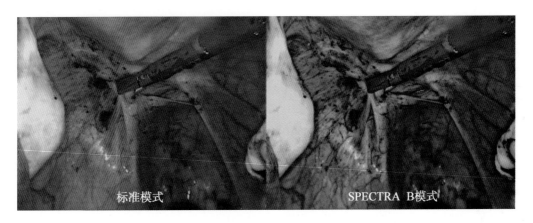

图 4-5　左边为标准图像，右边为 SPIES™ 增强图像

2．VISERA ELITE 影像平台

VISERA ELITE 影像平台是奥林巴斯公司的新一代高清影像平台，配备了 HDTV 成像能力、3D 降噪技术、NBI（Narrow Brand Imaging 窄带成像）、色彩校准技术和主动防雾技术等新技术，保证每帧画面的高清晰度和图像的一致性，为术者提供可精细化观察不同器官和组织的视野。

（1）3D 降噪技术，通过替换前一帧图像将不重叠的信息（即噪波）自动滤出，从而显示出纯净细腻的画面。采用 3D 降噪技术 VISERA ELITE，即使连接上一代腔镜，图像质量也有大幅度提升（图 4-6，图 4-7）。

（2）主动防雾技术：新一代 ENDOEYE Ⅱ 具备免调焦、一体化、主动防雾的功能，通过镜子前端温度传感器控制物镜表面的温度，防止起雾；减少术中烟雾干扰，提高精细化解剖，降低医生工作压力（图 4-8）。

NBI（Narrow Brand Imaging 窄带成像）是一种光学成像增强技术，NBI 采用两种波长的光：415nm 的光，被黏膜表层的毛细血管吸收，540nm 的光，被黏膜表层以下的毛细血管强烈吸收，使得组织表层的毛细血管呈现褐色，组织深层较粗的血管呈现黑绿色，可以增强黏膜表面血管和其他组织的可观性。与上一代相比 NBI 模式下的亮度提升了 20%（图 4-9）。

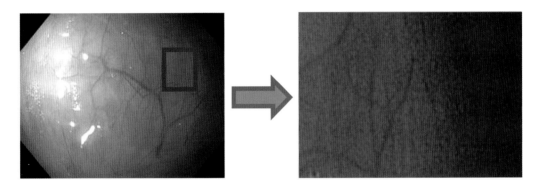

图 4-6　上一代 VISERA PRO

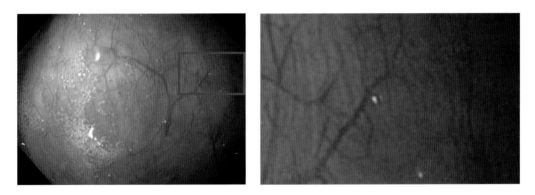

图 4-7　新一代 VISERA ELITE

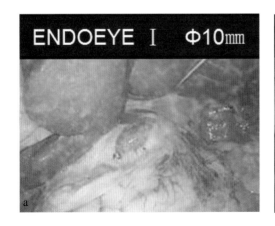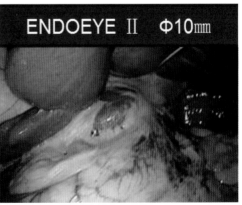

图 4-8　主动防雾

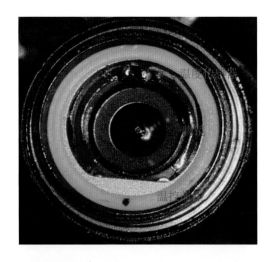

图 4-8（续）　主动防雾

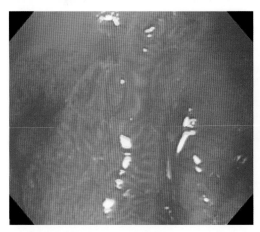

图 4-9a　白光下

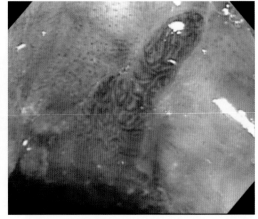

图 4-9b　NBI 下

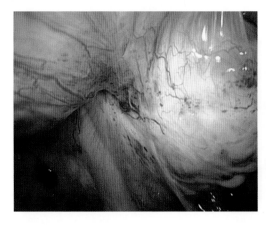

图 4-9c　白光下

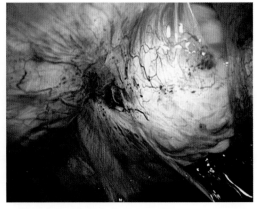

图 4-9d　NBI 下

3．1488 3CMOS 摄像系统

1488 3CMOS 摄像系统是美国史赛克（Stryker）公司开发的第一台三晶片 CMOS（互补金属氧化物半导体）摄像系统，于 2012 年面世。其电子结构简单、光敏度高、读取速度快等特点被广泛应用于民用的摄像相机中，CMOS 的优势在于，在每一个像素点上都有一个放大器完成光信号到电压的转换，直接转换完成的数字信号在成像的过程中不容易产生噪点，接近 100% 还原镜头采集的图像，三大摄像参数分别达到分辨率 1920×1080P、水平分辨率 1100 线、信噪比 70dB。CMOS 的高感光度特点使组织在光源照射不足的情况下，依然可以反馈足够的亮度表现。从而降低手术风险。CMOS 全数字信号传输，可以使"像素增强"效果在无噪点的条件下提升一倍，显著提升画面锐度（图 4-10）。

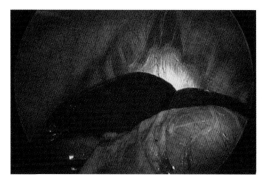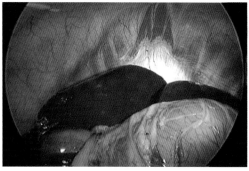

图 4-10　10% 光源亮度下 1488 3CMOS 与常规 CCD 高清摄像系统的亮度对比

（二）镜头

目前常用的是 0° 前视镜和 30° 前斜视镜。前者视野绞窄，不能进行多角度的观察，只能前视，应用于单孔腹腔镜手术更增加了手术视野的限制，仅用于简单的单孔腹腔镜探查及手术。而后者是广角视镜，可通过调节按钮或体外转动光缆而获得多角度的视野，更适用于单孔腹腔镜的各类手术（图 4-11）。

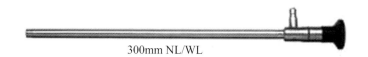

300mm NL/WL

AUTOCLAVE
134°C / 273°F

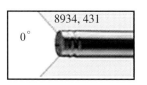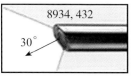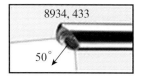

图 4-11　0° 镜和 30° 镜

已经有多种可弯曲或可变角度镜头提供给临床使用，比较成熟的包括 Karl Storz 公司生产的 EndoCAMeon^{R}HOPKINS^R 变色龙镜和 Olympus 公司生产的 LTP TYPE VP 及 LTP-S190-5 先端可弯曲电子镜，下面分别介绍。

1．EndoCAMeonRHOPKINSR 变色龙镜

由 Karl Storz 公司研发的光学硬镜，可以通过螺旋手柄灵活调节镜头视角，视角变化范围在 0°～ 120°（图 4-7a），并采用全术野照明技术，在视角变化范围内提供全视野照明。镜头直径 10mm，长度 32cm，可高温高压消毒。提供常规 90°导光束接口及 45°接口可供选择（图 4-7b），其中 45°导光束接口的镜头可以减少导光束对手术器械的干扰，更适合进行单孔腹腔镜手术（图 4-12a，图 14-2b）。

 通过旋转手柄在术中灵活调节，视角指向一目了然

 专利的全术野照明技术，术中无需换镜

 提供常规 90°导光束接口及 45°接口 2 种规格，手术体验更佳

 弧形蓝宝石镜面，坚固耐磨，角度转换平滑，视觉体验极佳

图 4-12a 变色龙镜头部

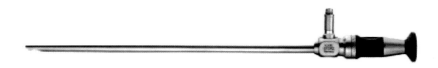

26003AE　EndoCAMeleon®HOPKINS® 变色龙镜，直径 10mm，长度 32cm，可高温高压消毒，0°～ 120°视角可变，旋转手柄用于视角选择，内置 90°导光束接口，颜色标示：金色。

26003AEE　EndoCAMeleon®HOPKINS® 变色龙镜，同上，长度 42cm。

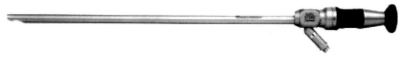

图 4-12b 变色龙镜

2．LTP TYPE VP 及 LTP-S190-5 先端可弯曲电子镜

由 Olympus 公司研发的电子腹腔镜。LTP TYPE VP 是 Olympus 公司第一个直径 5.4mm 四方向电子内镜。LTP-S190-5 是一款可高温高压灭菌的直径 5mm 的先端可弯

曲 HD 电子腹腔镜。这两款电子腹腔镜先端均可向四个方向弯曲 100°，可以获得前方、上方甚至后方目标部位的图像。同时由于其直径更细，且无需对焦，可以使其在器械周围容易控制；导光束集成到镜体中，使得在单孔腹腔镜手术术中操作更为简便，减少了对器械的干扰（图 4-13）。

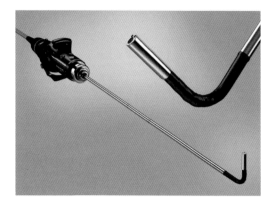

图 4-13　LTP-S190-5

二、手术操作器械

在单孔外科手术中，所有的器械都只通过一个微小的切口进入体内，造成器械置入部位相对集中，采用常规腹腔镜手术器械难以形成操作三角。器械在体内的操作空间受到限制，使得器械之间易相互干扰，且器械和光源轴线平行，这在一定程度上会影响术者对深度和距离的判断，造成手术操作困难。因此，传统的腹腔镜手术器械已无法适应单孔外科手术的发展。微创外科手术现要求器械有更多的自由度以增强其灵活性，除了能满足多个器械同时通过一个微小切口进入体内外，这些器械在整个外科手术过程中还要求可以像人体腕关节一样进行推拉、弯曲、扭转等多个自由度的活动。有的器械前端配有关节，使用时可弯曲，自由旋转，形成操作三角；有的器械手柄端向两侧外方伸展，以防止操作时双手施展不开。

当今国际上各医疗器械公司、科研机构也在竞相进行多自由度器械方面的研究，现存的多自由度器械包括 RealHand™、Autonomy™ Lapro-Angle™、Dundee 柔性关节器械和柳叶刀可转腕微创手术器械，下面对它们进行简要介绍。

（一）RealHand™ 柔性关节器械

RealHand™ HD 器械（Novare Surgical Systems，CA，USA）可以镜像医生双手的运动。该器械整合了 EndoLink® 系统，其手柄和终端由线组连接起来，器械能够朝任意目标方向运动，可高达 7 个自由度。另外，该器械的柔性和操作准确性使得单孔手术中抓取、切割、缝合等动作变得更为简单，并且它符合人体工效学的设计，使得同步操控多种器械变为可能。目前可使用的有手术用抓钳、分离钳、持针器等。一种操作方法为植入钳子抓住组织后，旋转手柄使前端弯曲，提起的组织随其而动，一侧进入其他器械在形成的操作三角内使用。另一种为先使前端弯曲，形成操作三角，接近组织张开钳夹，但此种方法因角度对力矩的影响，感觉手柄握持的力量有所衰减。

（二）SILS™单孔操作系统

SILS™是一个单孔操作系统的注册商标，是 Covidien IIc 公司（Covidien IIc，North Haven，CT，USA）产品，该系统由经 FDA 批准的 SILS™ Port 多通路平台本身和一系列钳口可以旋转角度的关节器械组成，包括分离钳、抓钳、剪刀和镜下自动缝合器等（图 4-14）。

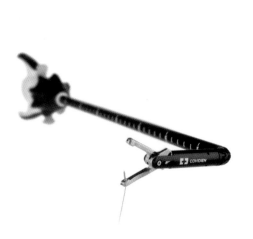

图 4-14a　镜下自动缝合器

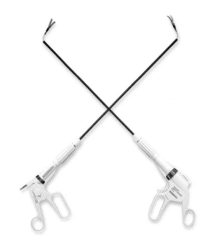

图 4-14b　可旋转角度的分离钳和抓钳

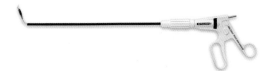

图 4-14c　可旋转角度的剪刀

（三）Autonomy™ Lapro-Angle™ 柔性关节器械

Autonomy™ Lapro-Angle™ 柔 性 关 节 器 械（Cambridge Endoscopic DevicesInc.，Framingham，MA，USA）同样也能镜像医生双手的运动以及提供 7 个自由度。该器械手柄上装有器械终端定位机械系统和一个轴向旋转手柄，这使得操作者对器械终端的控制更为精确。转动该手柄，器械终端可以绕轴进行 360°旋转，并且可在任意方向进行最高可达 90°的弯曲并锁定（图 4-15）。

（四）Dundee 柔性关节器械

Dundee 柔性关节器械通过一个特殊的传动机构可以完成轴向伸缩、弯曲、旋转等多个自由度的运动。该器械优点是只需一个传动机构，结构连接更为简单；缺点是精密传动机构的加工很困难，且一次性使用，经济成本较高，而且如何便捷、有效地在后端进行对前端的控制，仍是一个待解决的问题（图 4-16）。

（五）可转腕微创手术器械

可转腕微创手术器械的头部弯曲主要由关节传动系统完成。关节传动系统是由关节、传动丝，以及两个调节转子组成，通过传动丝与定滑轮进行驱动使得器械进行弯曲。该器械头部可完成多个自由度的活动，比较接近人体手腕的功能，并且在一定程度上能感知工作区的压力，能够完成一些传统手术器械很难完成的工作。但使用时需要手腕力量变化的训练，同其他器械一样，需要有学习曲线，期望在不断改进以增加器械更多的自由度与柔软性后，使用更加简便自如（图 4-17）。

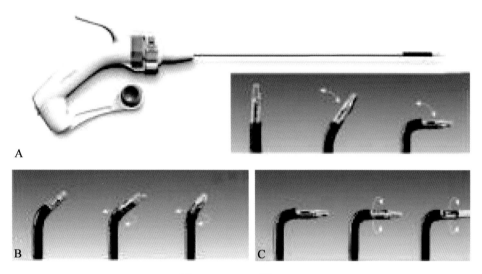

图 4-15　Autonomy™ Lapro-Angle™ 柔性关节器械的同步运动

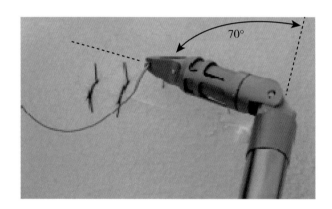

图 4-16　Dundee 柔性关节器械

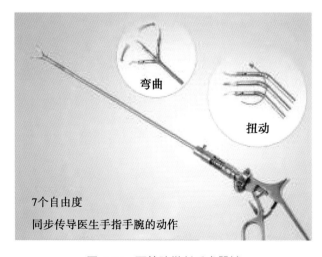

图 4-17　可转腕微创手术器械

随着各种新设备和新材料的发展应用，机器人手术的普及，多种内镜技术的相互融合，术者技术水平的不断提高，单孔腹腔镜技术将在妇科领域得到更加广泛的应用。

（杨　清　王光伟　王丹丹）

参考文献

[1] 胡三元. 我对经脐单孔腹腔镜的思考，腹腔镜外科杂志，2010，15（11）：804-805.

[2] 徐大华. 单孔腹腔镜手术器械的研发与应用. 腹腔镜外科杂志，2010，15（1）：3-5.

[3] 程小丽，宋成利. 单孔腹腔镜手术器械研究的最新进展. 中国组织工程研究与临床康复，2011，15（25）：4669-4674.

[4] Nezhat C，Nezhat F，Nezhat C. Nezhat's operative gynecologic laparoscopy and hysteroscopy. Cambridge University Press，2008：9-35.

[5] Uppal S，Frumovitz M，Escobar P，et al. Laparoendoscopic single-site surgery in gynecology：review of literature and available technology. Journal of minimally invasive gynecology，2011，18（1）：12-23.

[6] Kikuchi I，Kumakiri J，Kuroda K，et al. A novel modification of traditional 2-port laparoscopic surgery using a 5-mm flexible scope. Journal of minimally invasive gynecology，2009，16（6）：734-738.

[7] Hackethal A，Ionesi-Pasacica J，Eskef K，et al. Transvaginal NOTES with semi-rigid and rigid endoscopes that allow adjustable viewing angles. Archives of gynecology and obstetrics，2011，283（1）：131-132.

精选参考文献

[1] 徐大华，单孔腹腔镜手术器械的研发与应用. 腹腔镜外科杂志，2010，15（1）：3-5.

　　经脐入路单孔腹腔镜手术有别于常规腹腔镜手术，需要使用专门设计的多通道、可变形的穿刺套管，加长、可弯曲、有角度、直径细的摄像镜头和专用器械。作者对单孔腹腔镜手术的光学和手术设备进行了总结和探讨。

[2] 程小丽，宋成利. 单孔腹腔镜手术器械研究的最新进展. 中国组织工程研究与临床康复，2011，15（25）：4669-4674.

　　作者以中文关键词"单孔入路、腹腔镜外科、微创外科、多自由度器械"及英文关键词"single-port access、laparoscopic surgery、minimally invasive surgery、ports、multi-degree-freedom instruments"检索了国内外多个数据库和专利，筛选出近10年内最具有代表性的文献，得出结果：单孔腹腔镜技术已成为微创外科手术主流；现存的平台都已将多孔集中为单孔，但仍需在放置稳定性、经济性、功能整合等方面改进；现存的多自由度器械已通过增加关节的方式实现了多自由度运动，但过于复杂的传动机构、不甚便捷的控制系统以及过高的经济成本仍阻碍微创外科技术进一步的发展。

第五章
单孔腹腔镜手术的缝合及打结技巧

随着微创技术在妇产科领域内应用的进步及发展，微创手术已经从多个小切口手术（传统腹腔镜）发展到单切口手术（单孔腹腔镜）。单孔腹腔镜手术（laparoendoscopic single site surgery，LESS）是通过脐部单一切口进行操作的外科手术，由于所需腔镜和操作器械均需通过该切口进入体内以完成手术，使得在体外操作的手柄相互干扰，操作杆在腹壁套管中相互牵绊，难以在腹腔内展开；同时由于同轴操纵，违背了传统的三角分布原则，在一定程度上影响术者对深度和距离的判断，从而使得操作精准度下降；况且 LESS 是直线视野，画面立体感及稳定性差。因此，在腹腔镜手术中，腔内缝合和打结是最具挑战及勇气的工作，需要有娴熟的腔镜手术技巧、足够的耐心及毅力才可以完成。本章节我们主要就单孔腹腔镜手术缝合及打结的方法及技巧进行讨论。

一、单孔腹腔镜全子宫切除术后阴道残端缝合

单孔腹腔镜全子宫切除术后阴道残端可通过镜下缝合或经阴道缝合，由于 LESS 中所需腔镜和操作器械均要利用同一切口进入体内以完成手术，所以造成现有的多数微创外科器械均不能完全适应，因此单孔腹腔镜下腔内使用传统的器械缝合和打结难度较大，且耗时，但可以通过以下几种方法解决这个问题：

（一）经阴道缝合残端

阴道拉钩充分暴露手术野，四把皮钳钳夹阴道残端，用 1-0 的可吸收薇乔线 8 字缝合阴道残端的左侧角一针后，再从左侧角部开始连续扣锁缝合阴道残端直至右侧角部缝合处。尽量使缝合后阴道残端光整。

（二）腹腔镜下自固定可吸收缝线（V-LOC）缝合残端

该缝线最大特点在于整条线体均匀分布"倒刺"结构，在贯穿缝合组织后，缝线和组织间可产生持久、均匀的张力以避免缝线反向滑脱，因此连续缝合组织可不必反复收

紧缝线。该缝线末端为一线圈，在腔镜下缝合阴道残端时，缝合第一针后将缝针穿过线圈，收紧缝线可起到"打结"作用，之后连续缝合时，每缝合一针，只需收紧缝线，缝合最后一针后直接剪断缝线即可。从而实现单孔腹腔镜下完全性全子宫切除，可避免或减少阴道污染（图 5-1）。

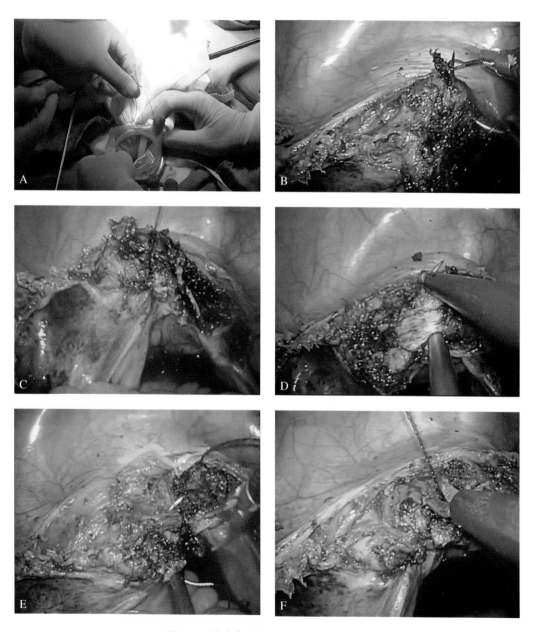

图 5-1　单孔腹腔镜 V-LOC 缝合阴道残端

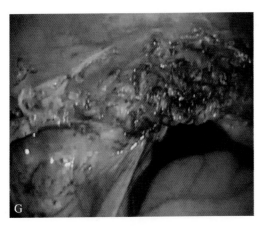

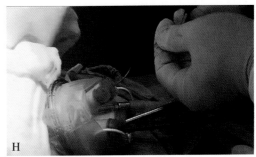

图 5-1（续） 单孔腹腔镜 V-LOC 缝合阴道残端

（三）自创预先滑结抽紧法

采用 1 号针线一体可吸收缝合线，距针尾 20cm 处，翻折缠绕 3 周，形成可滑动的水手结，无针端可抽紧；在体内缝合时，首针以扣结的阻力固定，最后一针将针穿过活扣，抽紧滑结即可（图 5-2，图 5-3）。

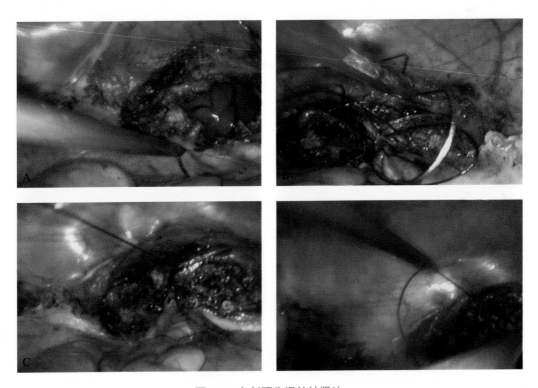

图 5-2 自创预先滑结抽紧法

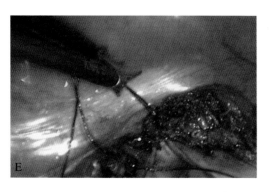

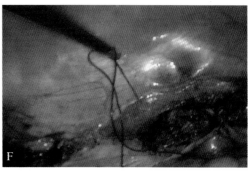

图 5-2（续）　自创预先滑结抽紧法

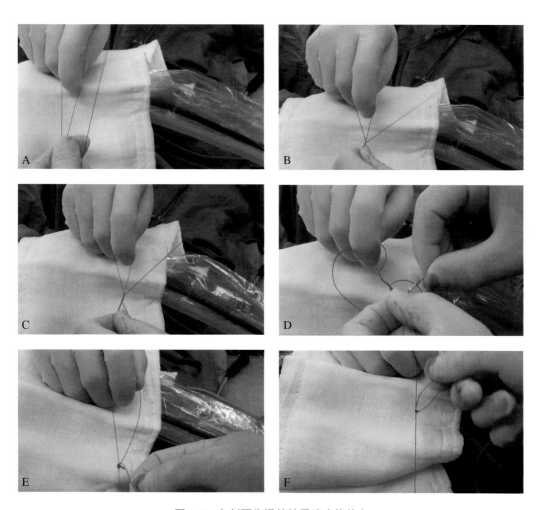

图 5-3　自创预先滑结抽紧法（体外）

（四）Endo stitch^{TM}

是一种 10 mm 腔镜下的自动缝合器，其有两个钳臂，其中一个钳臂上固定有一个缝合针，从一次性装载单元上装载，通过握拢手柄，快速按动肘节杠杆可以将缝针转移至另一个钳臂。其可用于内镜手术中在软组织上进行连续或不连续缝合，可单手完成。降低了 LESS 镜下缝合的难度（图 5-4，图 5-5）。

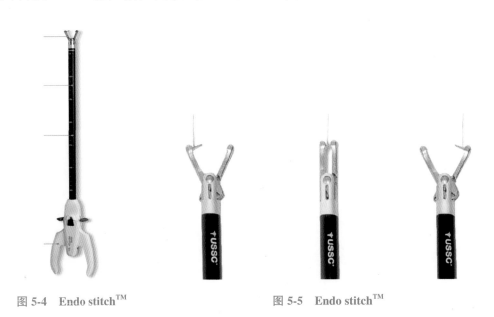

图 5-4　Endo stitch^{TM}　　　　　　　　图 5-5　Endo stitch^{TM}

二、单孔腹腔镜子宫肌瘤切除术后创面缝合

腹腔镜下子宫肌瘤手术最困难的就是肌瘤切除后在镜下缝合子宫肌层。而单孔腹腔镜技术则增加了这一步骤的难度。这就对医师在切除肌瘤后如何修复子宫肌层提出很大的挑战。单孔腹腔镜手术中，在体内打结比在体外打结困难，传统的直硬器械比可弯曲的弹性器械更可以将组织绷紧，这是因为在单孔腹腔镜手术中，手术器械相互间是平行的，两把器械是很难通过绕线进行打结的。我们可以通过以下各种步骤解决单孔腹腔镜下子宫肌瘤切除术后创面的缝合问题：

1．使用免打结的倒刺缝线关闭子宫肌层

这种方法关闭子宫是安全可行的，同时可缩短手术时间。在这类缝线中，目前有柯惠公司的 V-LOC 产品和美国强生公司的鱼骨线、倒刺线。这类线都是可吸收的倒刺缝线，它的一头是外科的针头，另一头是一个固定缝线的线圈，在整个缝合的过程中，倒刺缝线可通过均匀分配线的张力连续缝合切口，并且可预防缝线从子宫上滑脱，减少打结的需求。在单孔腹腔镜下使用倒刺缝线，其优点跟腔内打结器相一致，但跟传统多孔腹腔镜手术相比，倒刺缝线的这些优势在单孔腹腔镜手术中特别具有价值，这是因为在单孔腹腔镜手术中使用体内打结器比在多孔腹腔镜手术中使用更具有挑战性。

倒刺缝线的价值不仅在于改善关闭子宫肌层中出现的缺陷，而且可以使更多的医师完成单孔腹腔镜下子宫肌瘤切除术。

2．关节联动杆器械和直行器械配合使用

该产品由带有关节头能旋转的工作端（钳口）、器械杆、操控部分（握把）构成。如果关节联动杆器械和直行器械配合使用，一把器械绕着另一把器械形成线结是简易的。

3．腔内带腕关节自动归位的持针器

使用腔内自动归位的持针器可使医生持针时更轻松，缝合更快，尤其是易于变换缝合针进针与组织的角度，使其更合理，并且可采用单手缝合（图5-6）。

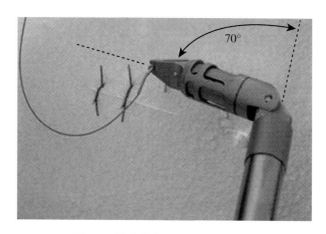

图 5-6　带腕关节自动归位的持针器

4．使用 Endo stitch 自动缝合器可促进子宫肌瘤的基底缝合。

5．腔内缝合的障碍促使外科医师使用达芬奇机器人手术辅助进行腹腔镜下子宫肌瘤切除术。尽管单孔腹腔镜下机器人手术辅助进行子宫肌瘤切除术还没有报道，但是将机器人手术应用在妇科单孔腹腔镜手术中是可行的。

三、单孔腹腔镜附件手术

单孔腹腔镜在妇科已经能够完成包括异位妊娠、卵巢良性肿瘤等良性附件疾病的治疗，并且具有安全性和可行性，附件切除术、输卵管或卵巢切除术、输卵管切开取胚术操作较为简单，创面均可通过双极电凝彻底止血，无需缝合。因电凝卵巢创面会影响卵巢功能，LESS 下卵巢囊肿剥除术常常需要缝合创面止血。缝合卵巢创面有以下几种方法。

1．免打结缝线

镜下使用自固定可吸收缝线（V-LOC）可以连续缝合创面而不需要打结，该缝线反方向的"倒刺"结构，可使组织间产生持久的张力，缝线穿过卵巢组织第一针后将缝针穿过线尾的线圈，收紧缝线可起到"打结"作用，之后单手连续缝合卵巢即可。

2. 腔外打结法

此种打结方法是于体外在缝线尾部做一滑结，用抓钳夹住缝线靠近缝针的一端，从转换器送入腹腔内，缝针从卵巢组织出针后，持针器将缝针穿入滑结中，拉紧缝线即形成一外科结，此后单手连续缝合卵巢创面成形卵巢。

3. 腔内打结法

腹腔镜直视下，缝针（1-0 可吸收薇乔线）于耻骨联合上方垂直插入患者腹壁，腹腔镜下持针器钳夹缝针将缝线拉入腹腔，但保留长约 5cm 的线尾于体外，镜下缝合卵巢组织第一针后，助手于体外拉紧固定线尾，术者右手握持针器进行单手打结，即持针器将缝针抓住，绕穿出腹壁的缝线一圈，再将缝针从线圈穿出，拉紧缝线，完成腔内打结。

在传统腹腔镜手术中，缝合是最为困难的步骤，需要大量的练习、技巧及耐心，在单孔腹腔镜手术中亦是如此，且因其操作上的难点及手术器械的限制，缝合的难度更大。我们通过一些可弯曲的手术镜头、关节联动杆、自动归位持针器及特制的缝合器械降低手术难度。此外，传统腹腔镜中的缝合及打结技巧可通过自动缝合器适用于单孔腹腔镜。但我们相信随着腹腔镜技术的发展，手术器械的不断改进，单孔腹腔镜技术定将更加成熟，不断克服其局限性，在妇科领域中发挥更大的作用。

（赵仁峰　孙大为）

参考文献

[1] Kawano T，Nishikage T．Open-jaw technique in laparoscopic knot tying．Surgical endoscopy，2008，22（1）：269-270．

[2] Croce E，Olmi S．Intracorporeal knot-tying and suturing techniques in laparoscopic surgery：technical details．JSLS，Journal of the Society of Laparoendoscopic Surgeons，2000，4（1）：17-22．

[3] Meilahn J E．The need for improving laparoscopic suturing and knot-tying．Journal of laparoendoscopic surgery，1992，2（5）：267-267．

[4] Ekçi B．A simple technique for knot tying in single incision laparoscopic surgery（SILS）．Clinics，2010，65（10）：1055-1057．

[5] Croce E，Olmi S．Extracorporeal knotting simplified with a new instrument．Surgical endoscopy，1997，11（9）：963-964．

[6] Ko S T，Airan M C．Therapeutic laparoscopic suturing techniques．Surgical endoscopy，1992，6（1）：41-46．

[7] Pennings J L，Kenyon T，Swanstrom L．The knit stitch．Surgical endoscopy，1995，9（5）：

537-540.

[8] Endo T，Nagasawa K，Umemura K，et al．A remarkably easy knot-tying technique for single-incision laparoscopic surgery with the SILS port for gynecologic diseases．Journal of minimally invasive gynecology，2011，18（4）：500-502.

[9] Einarsson J I，Chavan N R，Suzuki Y，et al．Use of bidirectional barbed suture in laparoscopic myomectomy：evaluation of perioperative outcomes，safety，and efficacy．Journal of minimally invasive gynecology，2011，18（1）：92-95.

[10] Langebrekke A，Qvigstad E．Total laparoscopic hysterectomy with single-port access without vaginal surgery．Journal of minimally invasive gynecology，2009，16（5）：609-611.

[11] Pasic R，Levine R L．Laparoscopic suturing and ligation techniques．The Journal of the American Association of Gynecologic Laparoscopists，1995，3（1）：67-79.

[12] Hart S．The benefits of automated suturing devices in gynecologic endoscopic surgeries：the Endo Stitch and SILS Stitch．Surgical technology international，2012，22：159-164.

[13] Kondo W，Ribeiro R，Zomer M T．Single-port laparoscopic surgery in gynecology—current status．Gynecological Surgery，2012，9（4）：383-391.

[14] 孙大为．单孔腹腔镜手术在妇科的应用探讨．中华腔镜外科杂志（电子版），2013（1）.

[15] 孙大为．正确认识单孔腹腔镜手术在妇科的应用．中华腔镜外科杂志（电子版），2012，5（4）：1-4.

[16] 张俊吉，孙大为，熊巍．单孔腹腔镜子宫全切除术 23 例临床分析．中华妇产科杂志，2014，4（9）：287-289.

精选参考文献

[1] Endo T．A remarkably easy knot-tying technique for single-incision laparoscopic surgery with the SILS port for gynecologic diseases．Journal of Minimally Invasive Gynecology．2011，18：500-502.

　　单孔腹腔镜下进行体内缝合打结是手术的主要限速步骤，也是单孔腹腔镜普及的关键决定因素。虽然有一种闭合装置可以用于创造手术需要的角度，打结仍然是难点。本文作者设计了一种简单的打结技术用于单孔腹腔镜中，可通过有闭合器的平台和直角针持实现打结。这种技术的优势在于不需要特别的技术，任何医生都可以完成，从而使单孔腹腔镜手术缝合更加简单。

[2] 张俊吉，孙大为，熊巍．单孔腹腔镜子宫全切除术 23 例临床分析．中华妇产科杂志，2014，4（9）：287-289.

由于目前缝合器械的限制，切除子宫以单孔腹腔镜辅助下阴式子宫切除术的报告最多，尚未见单孔腹腔镜下全子宫切除术的报告，其主要原因是阴道残端的缝合问题。本文作者完成的23例单孔腹腔镜下全子宫切除术，从腹腔镜下沿阴道穹窿切下子宫后，使用自固定可吸收缝线（V-LOC）镜下缝合残端，较完美地解决了这一难题，从而实现单孔腹腔镜下完全性全子宫切除，并可避免或减少阴道污染。

第六章
单孔腹腔镜手术的标本取出

腹腔镜手术是经微型切口的手术方式。单孔腹腔镜又将多路通道整合为一个入路，达到更为微创的目的。那么如何通过一个小切口将大的器官或组织取出是微创手术中越来越应考虑的问题。本章将介绍各种类型的单孔腹腔镜手术组织取出的方法。

标本取出的途径一般可以归为以下几类：①经脐取出；②经阴道切口取出术；③经宫颈方法（次全子宫切除时的子宫体取出）。取出标本的方法有：①使用取物袋；②标本机械粉碎法；③使用电机械粉碎法。

一、经脐取出

（一）直接取出

可以通过使用 5mm 抓钳将卵巢囊肿、卵巢冠囊肿等较薄的囊肿壁经脐手术平台通道中取出，而异位妊娠病灶、输卵管及附件可以使用 10mm 勺状钳自通道取出。为使用大通道取出较大的组织，手术者可以在手术结束时将 10mm 的套管插入脐部平台通道，镜头转换为 5mm，在监视下使用 10mm 抓钳或勺状钳插入套管抓住组织取出。如果组织成条形或很难抓取则可以通过另一个通道使用抓钳辅助把持及选择标本轴向。如果组织较大，难以整块取出，则可以使用剪刀"Z"字形剪开组织再沿其径线取出。

（二）使用取物袋

1. 取物袋的选择

为了避免内容物溢出，如对畸胎瘤等类型的卵巢囊肿标本应使用取物袋。理想的取物袋应选用透明的、强度大且防水的材料，以避免因操作导致取物袋破裂，内容物溢出于腹腔。现在已经有如 Ethicon 等商业产品化的不同规格取物袋，但大多价格不菲。如果没有购买专用的取物袋，还可以用无菌手术手套做成简易的取物袋。方法是用丝线环形扎紧手套手掌部分、将手指部分剪除即可。也可以使用医用包装用无菌塑料袋放入腹腔作为取物袋，最后使用勺状钳夹持袋口取出（图 6-1）。

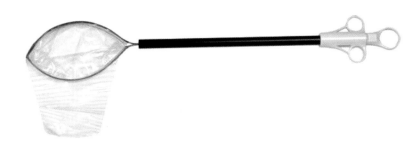

图 6-1　取物袋

2．取物袋的使用

使用取物袋的优点在于取出非单纯性卵巢囊肿（如巧克力囊肿和皮样囊肿等）标本时防止标本内容物泄漏或溢出。因标本较大可以在袋中缩减体积后将标本袋及标本一同取出。方法是将含囊肿壁的取物袋用取物钳拉向脐孔、取下脐部通道将取物袋牵出切口。如果囊肿较大可以在袋中缩减肿物体积或机械粉碎后再通过切口取出。但是使用粉碎器装置时必须注意避免取物袋破裂。经脐使用取物袋缺点是在取物过程中脐部的手术平台通道、内镜镜体也一并移除，手术者将无法直视下观察取物袋腹腔内部分的情况。2014 年 Cohen SL 等人介绍了一种可充气的取物袋，将大的袋子放入腹腔，标本装入取物袋中，然后将袋口通过切口放置于体外，再将袋子充气，在袋中使用电机械粉碎器粉碎标本。

（三）经脐切口标本机械粉碎

当取肌瘤时可以用抓钳将肌瘤瘤体牵到切口时拔出手术平台通道。然后进一步把肌瘤牵至切口水平，直视下使用手术刀将肌瘤小心地切开，自脐部切口直接取出（图6-2，图 6-3）。

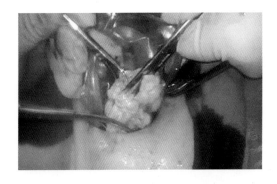

图 6-2　经脐切口取出较大肌瘤

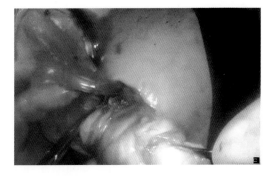

图 6-3　经脐切口取出较大肌瘤

（四）使用经脐的电机械粉碎器

经脐平台将 10 ~ 15mm 旋切套管直接插入一个适合孔径的通道。镜头更改为 5mm径线进行监视，抓钳抓持肌瘤后刀具旋切肌瘤体完成肌瘤的切割取出。这种方法的主要缺点是：①要有合适的手术平台足以插入旋切套管；②监视旋切刀具的前端视野非常有限（图6-4，图6-5）。

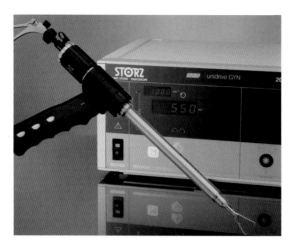

图 6-4 组织粉碎器

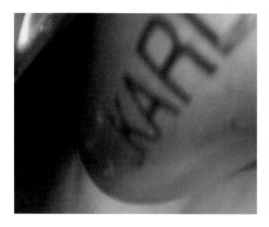
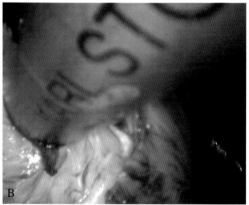

图 6-5 用肌瘤粉碎器旋切肌瘤

二、经阴道切口标本取出

（一）方法

1. 在腹腔镜下做后穹窿切口时，可以应用杯状举宫器或纱布卷顶起阴道后穹窿，手术医生在腹腔镜下定位子宫骶骨韧带之间的切口位置，镜下使用单极钩或超声刀切开后穹隆。

2. 直接通过阴式切开后穹窿扩大切口进入腹腔。

3. 使用抓钳或取物袋插入切口抓住或包裹组织标本取出。最后通过阴式或腹腔镜下缝合后穹窿切口。

（二）优缺点

1. 优点

①通过后穹隆切口可以直接取出体积大的囊肿壁或小型肌瘤。如为全子宫切除，即可以在阴道断端直接取出子宫。

②可以在腹腔镜直视下完成标本的取出、粉碎。

③通过自然腔道，体表无额外切口。

2. 缺点

①有些情况不能经阴道后穹隆切口取出组织标本，如子宫内膜异位症的 Douglas 窝封闭；无性生活史或阴道狭窄的患者。

②需要使用特殊阴道内装置以减少阴道切口漏气。

③其他：阴道瘢痕可能导致性交痛，有损伤肠管的风险，Douglas 窝继发粘连。

（三）操作方法

1. 使用取物袋

同经脐使用。通过取物钳将取物袋口牵拉至阴道切口，使用卵圆钳等夹持经阴道取出。

2. 经阴道使用肌瘤粉碎器

（1）方法：手术医生在完成肌瘤切除后，使用宫颈钳夹持宫颈后唇暴露宫颈后方穹窿部，用纱布卷顶起阴道后穹隆，在腹腔镜下观察确定宫骶韧带和直肠的确切位置。可以经阴道或腹腔镜下做 15mm 的横向切口，然后在腹腔镜监视下置入旋切套管。建议在粉碎肌瘤时增加气腹压力以确保良好视野。旋切后要仔细检查周围的组织和器官以能早期发现损伤。阴道切口可以缝合或不缝合。有文献报导在传统腹腔镜及单孔腹腔镜使用经阴式肌瘤粉碎器粉碎肌瘤取得良好的效果。

（2）经阴道使用肌瘤粉碎器的注意事项：

- 增加腹腔气腹压力以获得良好的视野。
- 患者臀部应超出手术台边缘一拳距离利于操作变换方向。
- 旋切刀管的前端必须在腹腔镜下监视，旋切时要刀头超过子宫以防损伤。
- 通过术者手动激活开关控制，如此能及时关闭发生器以防止误损伤。
- 注意核对肌瘤的数目以免遗漏。

应该看到，经阴道使用肌瘤粉碎器比较经脐使用肌瘤粉碎器更具有优势。经阴道肌瘤粉碎因为旋切刀管和光学视管为两个通道，可以有更好的视野，可以看到旋切刀管的全长，而经脐部旋切因为光学视管和肌瘤粉碎器均通过脐部通道，器械间干扰而无法观察全景。再者，如使用辅助抓钳，经阴道的旋切刀管可以与辅助钳成角，更利于操作，而经脐部肌瘤粉碎则因器械间平行较难以操作。

三、经宫颈的标本取出（用于次全子宫切除术）

2010 年 Rosenblatt 等在腹腔镜次全子宫切除术中首次介绍使用了一种新的经宫颈的粉碎组织方法。这种方法可以避免增大侧腹部的切口而引发病人的疼痛，并减少伤口感染和穿刺口疝气的风险。在作者的病例中使用传统腹腔镜完成次全子宫切除时，将子宫体自宫颈部横断后，移除举宫器。测定宫颈轴及深度后在腹腔镜的监视下使用 15mm 的 Hegar 扩张棒扩张宫颈或使用 Storz 公司的 10mm 平头肌瘤钻、15mmCISH 器械进行宫颈旋切。整个旋切宫颈过程都要在腹腔镜监视下进行以确保不损伤内脏。当宫颈通道打通后使用旋切器进入盆腔切除子宫。使用 10mm 抓钳或钩通过旋切刀管、助手协助下旋切出子宫体。标本已经完全移除后宫颈封闭。在 2012 年作者进一步报道了此种方法。2014 年 Graziano A 等人亦完成了 365 例次全子宫切除病人经宫颈取出子宫体的报道。

综上所述，在 LESS 手术中取出标本的方法多类似于传统腹腔镜。因为 LESS 手术通道的单孔性，使用肌瘤粉碎器可能经阴道比经脐部更有优势，而在次全子宫切除时可以尝试使用经宫颈的子宫粉碎器。

（邓锁　卢美松）

参考文献

[1] 马秀清，苗庆松．经脐单孔腹腔镜辅助阴式全子宫切除术．腹腔镜外科杂志，2011，16（5）：337-338．

[2] 张俊吉，孙大为，熊巍．单孔腹腔镜子宫全切除术 23 例临床分析．中华妇产科杂志，2014，4（9）：287-289．

[3] 宋华，国晓梅，姚南峰．自制塑料袋在妇科单孔腹腔镜手术中的应用．中国微创外科杂志，2012，12（6）：497-498．

[4] Cohen S L，Einarsson J I，Wang K C，et al．Contained power morcellation within an insufflated isolation bag．Obstetrics & Gynecology，2014，124（3）：491-497．

[5] Rosenblatt P，Makai G，DiSciullo A．Laparoscopic supracervical hysterectomy with transcervical morcellation：initial experience．Journal of minimally invasive gynecology，2010，17（3）：331-336．

[6] Rosenblatt P L，Apostolis C A，Hacker M R，et al．Laparoscopic supracervical hysterectomy with transcervical morcellation and sacrocervicopexy：initial experience with a novel surgical approach to uterovaginal prolapse．Journal of minimally invasive gynecology，2012，19（6）：749-755．

［7］Graziano A，Lo Monte G，Hanni H，etc．Laparoscopic Supracervical Hysterectomy With Transcervical Morcellation：Our Experience．J Minim Invasive Gynecol．2014 Oct 5．pii：S1553-4650（14）01423-X．

精选参考文献

［1］Rosenblatt P，Makai G，DiSciullo A．Laparoscopic supracervical hysterectomy with transcervical morcellation：initial experience．J Minim Invasive Gynecol．2010 May-Jun；17（3）：331-6．

　　作者首次介绍了一种新的经宫颈的粉碎组织方法。这种方法可以避免增大侧腹部的切口而引发病人的疼痛，并减少伤口感染和穿刺口疝气的风险。作者使用传统腹腔镜完成次全子宫切除时，将子宫体自宫颈部横断后，移除举宫器。测定宫颈轴及深度后在腹腔镜的监视下使用15mm的Hegar扩棒扩张宫颈或使用Storz公司的10mm平头肌瘤钻、15mmCISH器械进行宫颈旋切。整个旋切宫颈过程都要在腹腔镜监视下进行以确保不损伤内脏。当宫颈通道打通后使用旋切器进入盆腔切除子宫。使用10mm抓钳或钩通过旋切刀管，助手协助下旋切出子宫体。标本已经完全移除后宫颈封闭。

第七章
单孔腹腔镜手术的优点

单孔腹腔镜与常规的三孔、四孔腔镜手术相比，除了具有基本治疗作用之外，最大的优势在于腹壁创伤小，术后疼痛轻，手术瘢痕隐蔽不易发现，美容效果满意等优势。因此，单孔腹腔镜手术符合目前尽可能减少侵入创伤的微创理念，相关单孔腹腔镜手术的优点归纳为以下几个方面。

一、疼痛减少

由于单孔手术中切口数量减少，术后疼痛明显减轻。Yim GW 等人，在单孔腹腔镜子宫切除术与传统四孔腹腔镜全子宫切除术之间进行效果比较，单孔组手术后的疼痛评分，6 小时和 24 小时后均低于传统四孔组；单孔手术在身体一侧或在脐部做切口，降低了多切口对身体的损伤，患者的不适疼痛感明显减轻（图 7-1，图 7-2）。

Van 等探讨经脐单孔腹腔镜（laparoendoscopic single-site surgery，LESS）辅助阴式子宫切除术的可行性、安全性及临床价值中认为术后疼痛程度单孔组明显低于常规

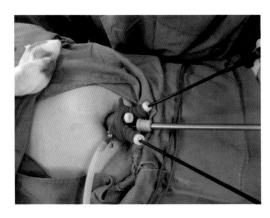

图 7-1　单一孔道

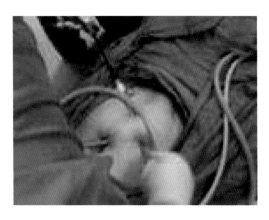

图 7-2　多个孔道

组，Surico D 等对四孔法腹腔镜妇科良性肿瘤切除术和胆囊切除术与接受 LESS 的患者进行随机对照研究，他们观察到无论妇科良性肿瘤切除术还是胆囊切除术 LESS 在术后 6 小时和 24 小时内，疼痛均较四孔法腹腔镜手术减轻。而 LUNG 等人进行的随机对照单孔法和四孔法子宫切除术的前瞻性研究中发现单孔进入并没有表现出任何术后疼痛减少，因此，单孔腹腔镜术后疼痛是否减轻，尚有待进一步大样本证明。

二、美容效果

经脐单孔腹腔镜手术，是通过脐单孔进入。因脐部切口易被脐孔皱襞掩盖，更具有美观性，并且减少了腹壁肌肉穿透损伤，更具有安全性。同时，脐部血供良好，切口易缝合，愈合好，不易感染，切口疝发生率低；脐部切口瘢痕不明显，且隐蔽，术后疼痛更轻和术后康复更快，实现了微创与美容的结合。

进入腹腔可通过垂直脐部皮肤切口或倒 Ω 围绕脐的切口。毫无疑问，单孔腹腔镜手术最大的优点是术后腹壁基本无可见手术瘢痕。脐部的自然形态和大小以及有无脐疝、脐部肿物等合并症，是达到良好美观效果的关键。为了使脐部单孔穿刺切口完全置于脐内，需注意脐部的自然形态和大小以及有无脐疝、脐部肿物等合并症，保存脐部的完整性，即可达到良好的美观效果，可充分体现单孔腹腔镜的美观优势。同时瘢痕不应该延长出脐环，也不能损害脐部的自然形态，并可通过整形观念对脐部进行适当的重建。偶有病例中出现脐部皮肤色素沉着的问题，但它会随时间消退。单孔腹腔镜手术的美观效果，更体现在瘢痕体质的病人中，即便在单孔腹腔镜手术后脐部切口形成明显的瘢痕，也将会被巧妙地隐匿于脐环内。由于有经验的术者可以使脐部瘢痕很隐蔽，因此 LESS 方法几乎可被称为"无瘢痕"手术（图 7-3，图 7-4，图 7-5）。

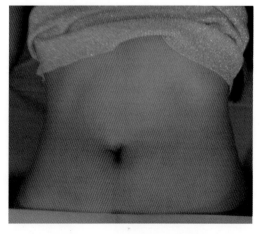

图 7-3　单孔腹腔镜术后 6 周

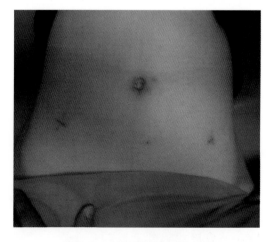

图 7-4　三孔腹腔镜术后 6 周

从术者的角度，对手术方法的选择将取决于实施手术技术难度、并发症处理，完成手术操作时间以及病人满意度。对于病人而言，除了手术结果、术后疼痛，其他并发症，如切口美观度是非常重要的。很多研究人员研究了患者对传统的多孔腹腔镜和单孔腹腔镜手术的满意度，1996 年，Currie I 等人发表的一项调查研究，提示患者有选择传统切口的倾向；Goebel K 等人对妇科手术病人对腹部切口美容偏好进行研究，发现大部分人最优先选择的是 LESS 小切口。目前尚无足够的证据表明对于患者单孔腹腔镜切口的选择优先于多孔腹腔镜切口。

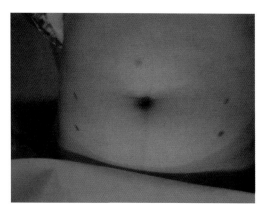

图 7-5　五孔腹腔镜术后 6 周

三、减少套管针孔并发症

单孔腹腔镜手术切口数量减少，能大大降低切口疝和切口感染、出血等并发症的发生率。传统腹腔镜直视下第二套管针插入，血管损伤并发症较多见。由于脐部本身缺乏重要的血管和神经，因此单孔腹腔镜手术可明显减少局部切口血管和软组织损伤等并发症。同时由于切口数量少穿刺部位疝的发病率明显降低，虽然脐疝可能会增加，但可通过以下几个方式预防脐疝发生：①脐部切口可在保持头低脚高位进行缝合；②需缝合筋膜层，加固脐部抗张力；③手术结束麻醉苏醒过程中如患者出现剧烈呕吐需加压按住腹部各切口，防止腹压骤增导致腹腔内脏器嵌顿；④术后观察患者胃肠道恢复情况，如有腹痛、腹胀、呕吐频繁者不可忽视，需积极查明原因，警惕部分切口疝。

四、术中取出标本更容易

由于整合了多通路为单一孔道，脐部切口的直径可达 2.2cm，再加上脐部皮肤的弹性扩张，使得术中取出标本变得容易，而且可以一定程度的避免挤压，造成部分脱落残留，这在输卵管妊娠的输卵管切除术中尤为重要（图 7-6）。

总之，单孔腹腔镜手术虽不能取代常规腹腔经手术而成为主流，但因其自身的微创性，可作为常规腹腔镜手术的补充。随着技术的进步，器械设备的成熟，在临床研究发展的基础上，单孔腹腔镜手术必将在腹腔良性病变和早期肿瘤的治疗中占

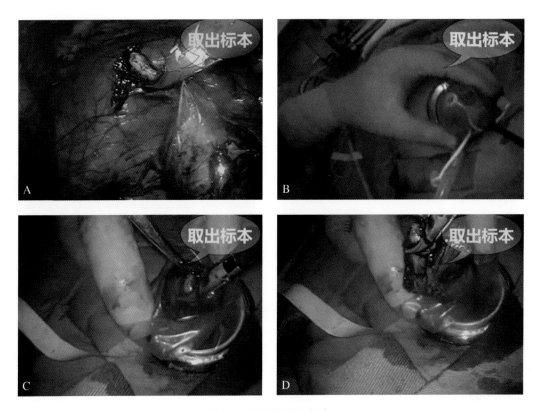

图 7-6　取出宫外孕标本

有一席之地。

（柳英兰　卢美松　孙大为）

参考文献

[1] Yim G W，Kim S W，Nam E J，et al. Learning curve analysis of robot-assisted radical hysterectomy for cervical cancer：initial experience at a single institution. Journal of gynecologic oncology，2013，24（4）：303-312.

[2] W'ANG YC，YFNG B，CH FN SR，et al. laparoscopic spleen of Endoscopy，Clinical application ofiuniced resection gallbladder China Journal，2011，17（2）：209-211.

[3] van IJsselmuiden M N，Coolen A L W M，Detollenaere R J，et al. Hysteropexy in the treatment of uterine prolapse stage 2 or higher：a multicenter randomized controlled non-inferiority trial comparing laparoscopic sacrohysteropexy with vaginal sacrospinous

hysteropexy（LAVA-trial，study protocol）. BMC women's health，2014，14（1）：112.

[4] Surico D，Gentilli S，Vigone A，et al. Laparoendoscopic single-site surgery for treatment of concomitant ovarian cystectomy and cholecystectomy. Journal of minimally invasive gynecology，2010，17（5）：656-659.

[5] Freij M A，Saleh H，Rawlins H，et al. The use of MRI for selecting patients with endometrial cancer and significant co-morbidities for vaginal hysterectomy. Archives of gynecology and obstetrics，2011，283（5）：1097-1101.

[6] Currie I，Onwude J L，Jarvis G J. A comparative study of the cosmetic appeal of abdominal incisions used for hysterectomy. BJOG：An International Journal of Obstetrics & Gynaecology，1996，103（3）：252-254.

[7] Goebel K，Goldberg J M. Women's preference of cosmetic results after gynecologic surgery. Journal of minimally invasive gynecology，2014，21（1）：64-67.

精选参考文献

[1] Goebel Kl，Women's preference of cosmetic results after gynecologic surgery. J Minim Invasive Gynecol. 2014 Jan-Feb；21（1）：64-7.

作者给100名育龄期妇女看4种不同手术切口彩色照片，包括下腹横切口、小切口、传统腹腔镜手术及机器人辅助腹腔镜手术切口，并让其对4种手术切口的美容效果分别进行分级。另外给她们看单孔腹腔镜手术切口描画，之后再进行分级。第一套图片中，选择小切口占74%，26%选择传统腹腔镜，42%受试者不愿选择机器人辅助腹腔镜手术切口，并且无人将其作为首选。当加入单孔腹腔镜时，64%受试者更愿意将其作为选择。当几种微创手术方法都可行时，应该就美容效果对患者进行询问。

[2] Yim GW，Kim SW，Nam EJ，et al.Learning curve analysis of robot-assisted radical hysterectomy for cervical cancer：initial experience at a single institution. J Gynecol Oncol. 2013 Oct；24（4）：303-12.

作者对65例机器人辅助腹腔镜早期宫颈癌根治性子宫切除和盆腔淋巴结切除手术进行研究，前瞻性搜集数据包括统计学资料和各种围手术参数包括对接时间、操作台时间和总手术时间。操作台时间作为外科能力的标志。除手术效果外，用累计总和法评估学习曲线。结论：28例机器人辅助腹腔镜手术后外科技能将得到提升。

第八章
单孔腹腔镜手术的技术难点和局限性

在前面的章节中，我们探讨了单孔腹腔镜由单孔腹腔镜手术器械、照明系统、电视成像系统、动力系统等几部分构成。这一章中我们将介绍单孔腹腔镜手术操作特有的技术难点及解决办法，为后面章节中对于手术操作的学习打好基础。

一、传统腹腔镜手术三角区的丧失

与传统腹腔镜相比，传统腹腔镜中依靠 trocar 空间位置不同形成的"手术三角"区域消失。单孔腹腔镜均采用单一孔道多通路的方式进入腹腔，trocars 几乎处于同一个平面区域的多通路内。这就要求在手术中通过器械之间的纵向"深度"创造三维手术操作区域（图 8-1，图 8-2）。

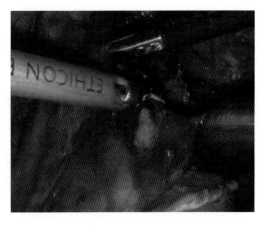

图 8-1　传统腹腔镜中的"手术三角"区

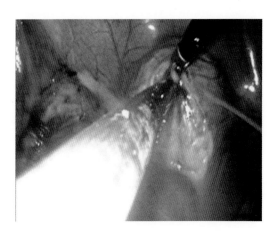

图 8-2　单孔腹腔镜中器械同向操作

解决方案：

使用弯曲状或带有活动关节的器械。单孔腹腔镜采用操作端及（或）手柄端弯曲的"S型"器械进行操作，依靠旋转外部手柄带动腹腔内操作端的旋转，通过远离或靠近操作"轴线"，形成器械间的夹角及距离，以进行手术操作（图8-3）。

弯曲状器械和直器械的联合应用。直器械在腹腔内的运动轨迹近似于"线性"运动，曲状器械则沿着特定的弧形轨迹运动，由于曲状器械操作手柄和腹腔内操作端的旋转幅度不同，初学者双手同时操作曲状器械的难度较大，可混合使用传统直器械和曲状器械降低手术难度（图8-4，图8-5）。

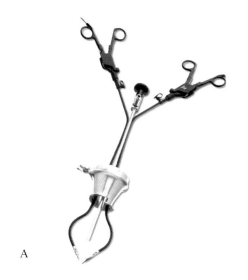

A

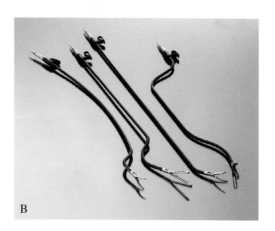

B

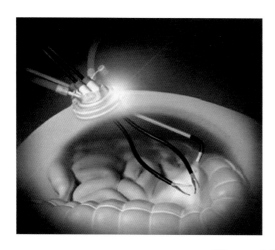

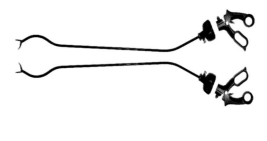

D

图 8-3　应用弯曲状器械

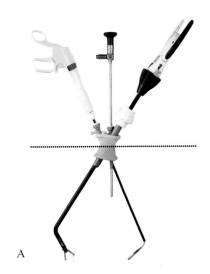

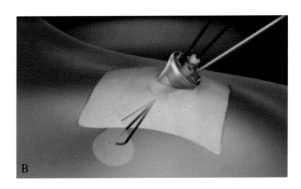

图 8-4　带有活动关节的器械

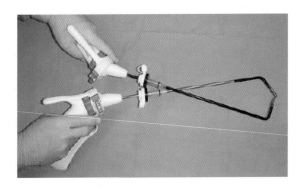

图 8-5　弯曲状器械和直器械的联合应用

二、操作器械的相互干扰

在单孔腹腔镜手术中，由于经由单一孔道多通路进入腹腔，trocar 及器械间距近，手术操作空间狭小。器械为"S 型"，在腹腔内外均形成一定的角度，尤其是在同时把持两柄或以上器械操作时，容易相互交叉、遮挡。增加手术操作难度。单一曲度器械的转动范围约 180°。

解决方案：

- 使用加长器械，增大腹腔内器械的活动范围。
- 使用长短器械联合，在操作"轴线"上增大手术操作空间。
- 使用细镜（5mm），减少镜头占据的空间。
- 使用优质光缆及高亮光源，保持良好的视野。
- 使用单一孔道多通路，减少 trocar 之间的相互干扰。

- 术者尽可能同时把持镜头和器械手柄，减少操作手柄端的交叉、阻挡。
- 合理调整器手柄交叉角度。
- 非主要器械尽量远离操作区域。
- 将器械手柄部分转至不同的方向。

trocars 伸入通路（腹腔内）内部分尽量短，外（腹腔外）部分尽量多。增大腹腔内器械的活动范围（图 8-6，图 8-7）。

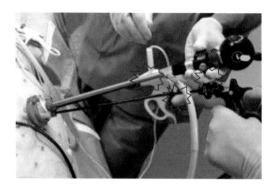 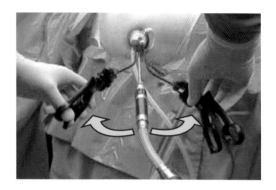

图 8-6　手术器械冲突增加　　　　　　　图 8-7　手术器械冲突减少

三、视野的局限

镜头和器械经由同一端口进入腹腔，在同一"轴线"上，器械进行操作过程中容易遮挡镜头。术者需同时把持镜头和器械，在进行器械操作过程中，必然以把持主要操作器械为主，镜头位于次要地位难以获得较好的视野位置。

解决方案：

- 使用 5mm 30° 超长镜头，斜面镜头可通过镜头的旋转调整视野角度，避免器械遮挡视野。但要保持镜头的旋转角度，必要时需要助手辅助或相应的体外固定装置。
- 使用 5mm 可弯曲镜头，将可弯曲镜头弯至非操作区域，防止遮挡视野和干扰手术操作。同样需要相应的辅助或固定装置（图 8-8，图 8-9）。

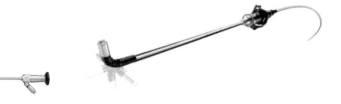

图 8-8　5mm 30° 超长镜头　　　　　　　图 8-9　5mm 可弯曲镜头

四、特殊的学习曲线

（一）需要高难度的手术技巧

解决方案：

■ 尝试单孔腹腔镜前需要有深厚的多孔腹腔镜手术基础，而多孔腹腔镜手术又依赖于开腹手术和阴式手术的经验。具备良好的镜下空间感和术中突发情况的应急处理能力。

■ 反复进行模拟器的操作练习。

必要时应及时转为传统腹腔镜手术或增加辅助孔。

（二）患者相关限制因素

包括患者的一般状态、依从性及过度肥胖等因素。患者因素与手术的成功与否密切相关。相关研究表明，合并内科合并症如：高血压、糖尿病、血液系统疾病、慢性阻塞性肺疾病等患者即使行一般的手术风险也大大高于正常患者。尤其腹腔镜手术又具有其特殊性，需要人工气腹，对于患者的心肺功能评估尤为重要。此外，对于过度肥胖的患者，不但在进入腹腔时增加手术难度，术中在相同的气腹压力下，由于腹壁更厚，更加难以取得到良好的手术空间。术后也更容易形成穿刺口疝。对于术中有可能转为传统腹腔镜或开腹手术的患者，术前应充分交待中转术式的风险。获得患者的认可和同意，方可尝试挑战更复杂的手术。

解决方案：

■ 严格把握手术适应证和禁忌证。

■ 充分而良好的术前医患沟通。

总结

与传统腹腔镜相比，单孔腹腔镜手术对于操作者的技术和熟练程度要求较高，难度较大，要求术者不但要有良好的传统腹腔镜手术基础和镜下空间感，并需要能够熟练地掌握单孔腹腔镜特有的曲状器械的使用（或与传统器械的混合使用）。在选取病人时更应该严格把握手术适应证和禁忌证。充分的术前沟通，取得患者的充分配合。单孔腹腔镜手术的学习曲线较为特殊，既要求一定的腹腔镜手术基础，又需要长期、反复的练习，增强手术技巧和熟练程度。以期待取得更好的微创和美容效果。

（苗金田　卢美松）

参考文献

[1] 张俊吉，孙大为，熊巍．单孔腹腔镜子宫全切除术 23 例临床分析．中华妇产科杂志，2014，4（9）：287-289．

[2] 孟元光，李立安，张燕．经脐单孔腹腔镜手术治疗妇科肿瘤．军医进修学院学报，2010，31（9）：848-849．

[3] 华玉蓉，张阳，蔡钱根．经脐入路单孔腹腔镜下妇科良性病变手术的难点及技巧探讨．江苏医药，2011，37（22）：2708-2709．

[4] 张震波，牛锦全，杨宇东．经脐入路内镜外科手术的技术难点及对策．腹腔镜外科杂志，2010，15（11）：829-831．

[5] Cheng Y，Jiang Z S，Xu X P，et al．Laparoendoscopic single-site cholecystectomy vs three-port laparoscopic cholecystectomy：a large-scale retrospective study．World journal of gastroenterology：WJG，2013，19（26）：4209．

[6] Matos-Azevedo A M，Martín-Portugués I D G，Pérez-Duarte F J，et al．Comparison of single access devices during cut and suturing tasks on simulator．Journal of Surgical Research，2014，192（2）：356-367．

[7] Runge J J，Boston R C，Ross S B，et al．Evaluation of the learning curve for a board-certified veterinary surgeon performing laparoendoscopic single-site ovariectomy in dogs．Journal of the American Veterinary Medical Association，2014，245（7）：828-835．

精选参考文献

[1] 张震波，牛锦全，杨宇东．经脐入路内镜外科手术的技术难点及对策。腹腔镜外科杂志。2010，11．

　　针对单孔手术技术难点，作者进行以下方法改良：①不断调整腹腔镜远近距离，将体外操作双手与镜头解开膨大部错开，找出操作空间；②将器械手柄左右旋转寻找空间；③将腹腔镜后退，器械对准操作部位后再将镜头前进至有足够视野处操作；④为缩短手术时间，手术开始时用 10mm 腹腔镜提供足够的亮度和清晰度，主要步骤完成后，取标本时更换 5mm 腹腔镜，根据需要腹腔镜入孔和操作孔可相互交替。

[2] Matos-Azevedo AM，Díaz-Guëmes Martín-Portugués I，Pérez-Duarte FJ．Comparison of single access devices during cut and suturing tasks on simulator The Journal of surgical research 2014，Dec，192（2）：356-6．

　　20 名参与者对三种单孔腹腔镜入路平台（SILS：SILS（TM）Port, GPN.

GelPOINT Advanced Access Platform，and XCN：XCONE）进行 9 周随机应用，登记完成时间，并用任务特定评定量表客观评估操作。双盲专家评分者通过视频记录实际动手操作时间。从第一周至第九周时间有明显提高，XCN（$P < 0.001$），SILS（$P = 0.003$），GPN（$P < 0.001$）。从第一周至第九周所有平台完成也有明显提高（SILS：$P = 0.003$；GPN：$P = 0.001$；XCN：$P < 0.001$）。

第九章
单孔腹腔镜手术的技能培训

任何新的手术技术得以在临床应用的关键是安全、可行、有临床价值。在广泛应用前，易学、安全是任何手术技术开展的基本原则。因而手术技术特别是腹腔镜手术培训的早期阶段并发症的风险较高，因而必须在临床实践中不断完善和发展。因此，手术医生的培训十分重要，包括对手术的正确理解、方法改进、潜在风险和并发症的评估。

一、单孔腹腔镜手术的特殊性

腹腔镜手术操作与传统开腹手术操作显著不同，腹腔镜手术是通过观察监视器的图像画面来完成手术，所使用摄像系统产生的图像仅仅是二维平面图像，缺乏立体感；而开腹手术是通过肉眼直视来完成手术。传统外科医师在最初接触腹腔镜技术时会有明显不适应，主要有以下几点：①手眼不配合，由于监视器荧屏的图像与真正手术部位的距离、方向与周围脏器的关系不大一致，因而操作时就会出现手眼不协调、器械不听指挥现象。辨认失误和动作不到位，二维平面图像所显示的各组织脏器间的关系没有肉眼直视下的解剖关系的立体感，同时镜头与组织间距离的不断变化，会使图像与实际组织器官的大小比例发生变化，使手术者不能准确地辨认和难以正确地判断，造成了操作上的困难。手术中缺乏手感和直视识别，给手术带来很大困难。②设备的特殊性，外科医师需要对各种腹腔镜设备的性能和原理经过一段时间的学习认识和训练熟悉才能掌握应用。③器械的特殊性，腹腔镜器械有其特殊性在于手术器械加长，要求操作更具稳定性，操作手柄的不同，不同生产厂家各不相同器械的精细程度及力度不同。④操作技术上的不同，内镜下的切开、结扎、缝合、止血等操作通过腹壁支点来完成，这些操作是一套全新的技术，必须靠基本训练及长时间的日积月累。而单孔腹腔镜在传统腹腔镜的基础上缩减多孔通道为单孔通道，为了解决器械平行难以操作的问题而将直的器械设计成弯曲的器械，更加增大了手术操作的难度，外科医生需要在腹腔镜下训练适应弯的器械所带来的操作的难度。

多数学者认为手术医生的经验与手术的并发症呈负相关。微创手术中，随着术者经验的提高，并发症降低，处理并发症能力提高。因而，腹腔镜培训早期要求手术医生在模拟器上操作，明确手术原则和技术特点后才能开展实际手术。随着手术技术的不断发展，很多微创医生选择传统多孔道腹腔镜，单孔腹腔镜作为新技术通过脐部单个孔道完成手术和标本取出。Byron F、Kommu SS 等通过对传统腹腔镜和单孔腹腔镜手术操作的比较表明，单孔腹腔镜需要更高的手术技术和培训。因而单孔腹腔镜的培训要求手术医生在传统腹腔镜技术经验的基础上再接受专门的单孔培训。

我国孙大为、杨波医生认为传统腹腔镜的手术训练是必要的，在完成传统腹腔镜培训基础上再进行单孔腹腔镜的培训可以帮助医生更好地完成手术。孙大为医生认为完成体外单孔腹腔镜模拟训练、多体会特殊手术器械、习惯视角 - 器械 - 配合完成单孔多通道腹腔镜的手术，再由简单的附件切除手术入手循序渐进地完成子宫切除等繁复的手术，经验是每 10 例操作为 1 个数量级递进可明显提高手术技能。

单孔腹腔镜评估研究中心 LESSCAR 建议单孔腹腔镜培训模式分 4 阶段：①盆腔模型上的内镜操作；②动物模型上的内镜操作；③单孔腹腔镜手术观摩；④导师指导下的单孔腹腔镜手术。

二、腹腔镜手术模拟器

腹腔镜手术模拟器分为三种：1. 计算机模块模拟器：模拟真实手术操作环境；2. 视频模拟器：可视腹腔镜操作培训箱；3. 混合模拟器：利用人体解剖学视觉重建和力反馈技术，计算机模块提供真实手术环境的图像和反馈，学员与培训者可以模拟真实的协作手术，使学员能够应对处理手术中出现的各种情况。

（一）虚拟现实模拟器

学员通过感官互动进行手术操作训练，优势在于初学者可以很快熟练腹腔镜器械操作，适用于传统多孔道腹腔镜操作，但缺少触觉反馈，价格较高，运输不便。腹腔镜虚拟现实模拟出的环境和操作较普通的机械视频训练箱相比更为接近真实情况。较理想的虚拟现实训练可完全实时模拟现实中的实际操作过程，包括光学设备、操作器械以及操作器械与组织器官的相互作用过程，比如组织器官的弹性变型、回缩、出血以及操作者可以感受到使用器械的触觉感及力反馈。较理想的虚拟现实设备除可以用来训练腹腔镜下的基本操作外还可以完全模拟整个手术操作者的手术过程，就如在真实人体上手术的感受一致。完全可以想象这样的场景在不久的将来当一个初学者初次为病人行腹腔镜子宫切除前，他已经在虚拟现实系统上独立完成了 50 例的虚拟腹腔镜子宫切除并且成功率在 98% 以上。而一个有经验的腹腔镜外科医生在开展新手术或复杂的外科手术前，已经在虚拟现实系统中进行了多次成功的演练从而保证了手术的成功。对于单孔腹腔镜还需要减少手术空间，通过单孔腹腔镜特殊器械以减少器械碰撞。经过这样的培训，学员在实际手术中熟练手术操作、提高手术技巧，减少并发症发生。

Coleman，Muller 等通过对分别经过传统腹腔镜培训和计算机模块培训的学员行输卵管切除术（异位妊娠）手术效果评估提示，经过专业计算机模块培训的学员在手术熟练度、技巧和手术效率上具有更大的优势。

（二）可视或箱式模拟器

可视或箱式模拟器是学员在可视内镜指导下应用真实的腹腔镜器械进行操作练习，相比虚拟现实模拟器，它价格便宜，有触觉反馈，可重现。也可以应用视频模拟器方式包括监视器、训练箱、固定的摄像头及照明灯（图 9-1，图 9-2）。

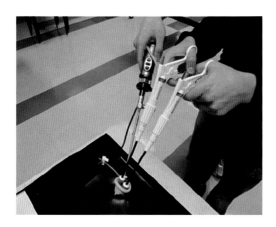

图 9-1　自制简易模拟器训练

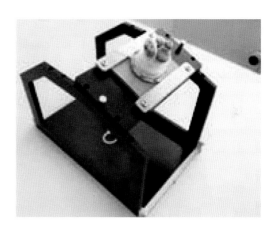

图 9-2　专用模拟器

这种模拟器不需要腹腔镜的成像系统而成本低廉。操作者可边看监视器边在箱外使用器械完成箱内的操作。这种设备模拟了腹腔镜下手眼分离的操作，能锻炼操作者腹腔镜下空间感、方向感及手眼的协调运动，常用于传统腹腔镜的模拟训练。是初学者较好的一个训练工具。为加强单孔腹腔镜训练，可以在传统腹腔镜箱式模拟器基础上在"脐部"插入旧的单孔腹腔镜操作通道，用弯的或直的器械体会在较小操作空间内的器械使用。目前，较通行的用于初学者的标准化的训练项目通常包括以下 5 项内容，以成功完成任务的时间对初学者加以评价。

棋盘训练（checkerboard drill）：在棋盘格上分别标记数字及字母要求受训者用器械拾起将相应的数字及字母并放入棋盘格上相应标记的位置。主要培养二维视觉下的方向感及手对操作钳的控制。拾豆训练（bean drop drill）：主要是训练操作者的手眼协调能力。操作者一手把持摄像头另一手用腹腔镜器械拾起豆子移动 15cm 后放入开口为 1cm 的容器内。走线训练（running string drill）：主要是训练操作者的双手协调能力。模拟腹腔镜下双手持器械把持并移动检查小肠肠管的过程。受训者双手器械持起一段线通过双手协调运动将线段由一端开始逐渐移至另一端。木块移动训练（The block move drill）：用于训练手的精细运动。在三角形的木块上有一金属环，训练时首先用钳抓持一弯针然后穿过金属环钩住并将其抬起移动到指定位置。缝合训练（suture foam drill）：要求训练者用持针器持针将两块泡沫材料缝合在一起并在箱内打方结。这被认为是腹腔镜操作中最难掌握的技巧之一。Cáceres F 认为在单孔腹腔镜模型下缝合训练及实际手术操作时可以附加 1 个 5mm 的操作孔来完成。

（三）物理模拟器

Müller 等人在 2010 年利用猪模型进行了五种不同切口及术式的训练：1 例经脐单孔腹腔镜胆囊切除术，1 例单切口经脐腹腔镜胆囊切除术；1 例经右侧腹单切口腹腔镜肾癌根治术；1 例经脐单切口腹腔镜肾癌根治术；1 例经脐单孔腹腔镜肾切除术。认为在为病人进行单孔腹腔镜手术前进行模拟训练是必要的。该种模拟器培训可以在活体动物、人类尸体上进行，可将实际手术中遇到的各种情况，做成模型，供学员操作练习，因而可以缩短学员培训时间，提高手术技能（图 9-3）。

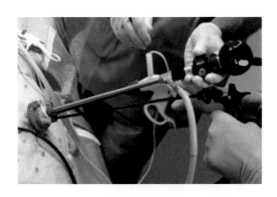

图 9-3　使用实验动物（猪）模拟训练

三、结论

随着微创手术、单孔腹腔镜手术的普及和不断发展，外科医生提高手术技能势在必行，而对各种腹腔镜相关设备的性能和原理必然要经过一段时间的学习认识和训练熟悉的过程，包括基本理论知识学习、基本操作技术和动物手术训练等。只有如此，内镜医生才能熟练掌握和运用新技术、新设备，以追求更理想的治疗效果和手术质量。而单孔腹腔镜的微创培训尚在起步阶段，手术模拟器在内镜医师培训中发挥至关重要的作用，计算机模块模拟器相比传统的技能培训可以让学员在更短的时间内得到更多的手术技能。当然，针对单孔腹腔镜训练还需要模拟器逐渐完善，缩短学员培训时间，降低操作并发症，减少对患者的身心创伤和腹腔镜医师成长的代价与成本，改善患者的预后和生活质量，在保障手术安全可行的前提下培训优秀的内镜人才，其临床和现实意义深远。

（邓　锁　卢美松）

参考文献

[1] Kommu S S．Ex-vivo training model for laparoendoscopic single-site surgery．Journal of minimal access surgery，2011，7（1）：104．

[2] 孙大为．单孔腹腔镜手术在妇科的应用探讨．中华腔镜外科杂志（电子版），2013

（1）．

[3] Yang B，Xu B，Zeng Q，et al．A specialized course of basic skills training for single-port laparoscopic surgery．Surgery，2011，149（6）：766-775．

[4] Gill I S，Advincula A P，Aron M，et al．Consensus statement of the consortium for laparoendoscopic single-site surgery．Surgical endoscopy，2010，24（4）：762-768．

[5] Coleman R L，Muller C Y．Effects of a laboratory-based skills curriculum on laparoscopic proficiency：a randomized trial．American journal of obstetrics and gynecology，2002，186（4）：836-842．

[6] Cáceres F，Cabrera P M，Mateo E，et al．Onset of a training program for single-port laparoscopic urology．Actas Urológicas Españolas（English Edition），2012，36（7）：418-424．

[7] Müller E M，Cavazzola L T，Grossi J V M，et al．Training for laparoendoscopic single-site surgery（LESS）．International Journal of Surgery，2010，8（1）：64-68．

精选参考文献

[1] Kommu SS．Ex-vivo training model for laparoendoscopic single-site surgery．J Minim Invasive Gynecol．2014 Jul 19．

　　LESS 是一种对手术技巧有挑战性的手术，从受培训到实际操作，特别是复杂手术操作的学习曲线非常有挑战性，需要时间和有经验的顾问指导，本文作者成功建立一种箱式模型，配合传统的及直弯器械，为外科医生和受训者提供基础和高级技巧训练。

第十章
单孔腹腔镜的附件良性病变手术

一、附件的腹腔镜手术适应证和禁忌证

在外科手术向微创方向发展的今天，腹腔镜技术已经有了突飞猛进的发展，因其具有创伤小，治疗效果与开腹手术相同，患者恢复快，术后疼痛轻，住院时间短和腹部瘢痕小等优点，已被广泛应用于临床各科，目前几乎 80% ～ 90% 的妇科手术均可在腹腔镜下完成。近年来单孔腹腔镜技术在外科领域发展迅速。越来越多的外科大夫认同单孔腹腔镜能在保证安全的情况下，达到与传统三孔腹腔镜相同的疗效，且对患者创伤更小，既保持甚至提高腹腔镜的微创优势，又带给患者更多的人文关怀。

女性生殖器官是盆腔的游离器官，与脐部位置较近，对于卵巢输卵管的良性疾病，相较于其他部位的外科手术，进行单孔腹腔镜手术可能更具优势。其在妇科各类手术中应用的报道日益增多。

但单孔腔镜手术作为一项充满希望的新兴微创手术，目前还处于临床探索阶段。因此，最近中华医学会外科学分会腹腔镜与内镜外科学组提出单孔腔镜手术适应证的掌握应遵循以下原则：现阶段良性疾病应该是单孔腹腔镜手术的主要适应证，有条件的单位可对恶性肿瘤的单孔腹腔镜手术治疗进行积极、稳妥、慎重的探索性临床研究。所选择的病例应为切除标本较小，可以经脐部切口取出，且不破坏脐部的美观；应尽量选用无需放置引流的手术 。

北京协和医院自 2011 年底就在妇科领域开始开展单孔腹腔镜手术。

良性附件病变的单孔腔镜手术主要适应证：

（1）附件区肿块：单侧或双侧卵巢良性肿瘤剔除术、附件切除术、输卵管系膜囊肿切除术等。

（2）子宫内膜异位症病灶的电凝或切除。

（3）异位妊娠早期诊断同时行保守性或根治性手术（输卵管开窗术、输卵管切除术等）。

（4）不孕症在诊断病因的同时行盆腔粘连分解及输卵管整形术、输卵管切断术。

（5）生殖助孕方面：多囊卵巢穿刺、打孔术等。

对于病例的选择方面，我们目前遵循以下标准：

（1）年龄为 18 ~ 55 岁：最好选择年轻的患者，因为年轻患者对微创与美容的要求较高，单孔腹腔镜手术能提高患者的生活质量。

（2）患者一般情况良好，生命体征平稳。

（3）体重指数 < 30kg/m²：腹壁较厚者，特别是肥胖的患者，最好不要选择。因为一则单孔腹腔镜器械可能不能完全穿透腹壁而导致滑脱，或导致气腹漏气。二则由于腹壁较厚，手术部位缺乏有效的牵拉，很难暴露视野。

（4）附件区囊肿或包块 ≤ 10cm：附件区包块过大，盆、腹腔可供手术操作空间受限，肿块妨碍视野，操作难度大，并且可能在建立气腹或穿刺时引起肿块破裂。肿瘤瘤体较大，装入标本取物袋时比较困难。

单孔腹腔镜下附件良性手术相对禁忌证：

（1）严重的心肺功能损害或长期抗凝者。

（2）术前考虑恶性或可疑恶性卵巢囊肿者。

（3）明显腹腔镜手术禁忌者。

（4）既往脐部手术史和腹部疝者：对于既往曾经脐部行腹腔镜或开腹手术史的患者，最好不要选择，因为上次的手术瘢痕可能造成单孔设备进腹困难。人工气腹的压力可将腹腔内容物压入疝孔，引起腹部疝的嵌顿。腹腔内容物经膈疝进入胸腔，可影响心肺功能。

（5）弥漫性腹膜炎伴肠梗阻者：由于肠段明显扩张，气腹针或套管针穿刺时易造成肠穿孔的危险。

（6）严重的盆腔粘连者：多次手术或深部浸润生长的卵巢子宫内膜异位囊肿可能造成重要脏器或组织周围致密、广泛粘连，如输尿管、肠曲的粘连，在分离粘连过程中造成重要脏器或组织的损伤。

（7）卵巢囊肿破裂、扭转、出血等急腹症的表现者。

二、常见附件区良性疾病的病理学

（一）卵巢良性囊肿

1. 持续的功能性的卵巢囊肿

2. 畸胎瘤

3. 卵巢内膜异位囊肿

4. 浆液 / 黏液性囊腺瘤

（二）输卵管系膜囊肿

（三）输卵管良性疾病

1. 输卵管积水

2．输卵管积脓

（四）附件区粘连伴 / 不伴其他疾病

盆腔、腹膜子宫内膜异位病变

三、术前评估

所有附件包块的患者在术前均需仔细评估，包括详细的病史采集和体格检查。同时还需进行超声检查［经腹和（或）经阴道超声］，CT 和 MRI 等影像学检查，需采集 CA125 等血清学肿瘤标记物，充分评估患者病情，只有考虑为良性肿瘤者才能选择单孔腹腔镜，所有附件区可疑恶性肿瘤者均应除外。另外，还应除外盆腔严重粘连的患者。所有患者在术前均应对单孔腹腔镜的益处和潜在风险充分知情。术前合理评估和选择合适的患者是手术成功的必要条件。

四、手术过程

（一）手术入路

单孔腹腔镜最常用的就是经脐入路，手术切口可选用经脐切口或经脐缘切口，使手术瘢痕隐藏于脐缘或脐孔内，原则上不破坏原有的脐部美观效果，这正是单孔腹腔镜最大手术优势。入路平台的放置要点详见第三章，切口选择一般是在脐下，切口的长度是 2 ～ 3cm，有效地防止漏气，同时器械进出的时候可以适当擦油或者擦一些水，起到润滑的作用。

（二）卵巢输卵管切除术

镜下先仔细探查盆腹腔，再次评估附件区病变良恶性状态和是否存在粘连情况。若需要分离测盆壁的粘连，一般推荐使用双极电凝或超声刀，但也有外科大夫推荐使用可弯曲的腹腔镜剪刀，它有助于扩大操作的范围，并可以达到盆腔深处。分离粘连的过程，一定要仔细检查输尿管走行。由于附件病变常常造成解剖改变，术中应小心避免输尿管损伤。中上腹腔的探查是一定要进行的步骤，可以间接地推断盆腔肿物的性质和病变程度。

术中用无损伤抓钳提起病变输卵管置于子宫侧上方，暴露输卵管伞端系膜，从输卵管伞端开始双极电凝输卵管系膜后剪断直至宫角输卵管间质部，电刀电凝切断骨盆漏斗韧带，卵巢系膜及输卵管狭部。由于视野和手术范围的局限性，单孔腹腔镜下止血比起传统三孔腹腔镜手术更为困难，而且会增加了手术难度和并发症的风险。卵巢输卵管为半游离器官，难以固定，操作时难以形成对抗性张力，因此，切除患侧卵巢输卵管时，术中助手一定应使用举宫器将子宫推向对侧。在使用剪刀或单极电刀切之前，一定确保电凝确实，以免不必要的出血。若剪断后发现残端有出血现象，及时电凝止血，确保切除输卵管后残端无需再次电凝止血。卵巢输卵管切下来后用抓钳在直视下取出标本（图 10-1，图 10-2）。

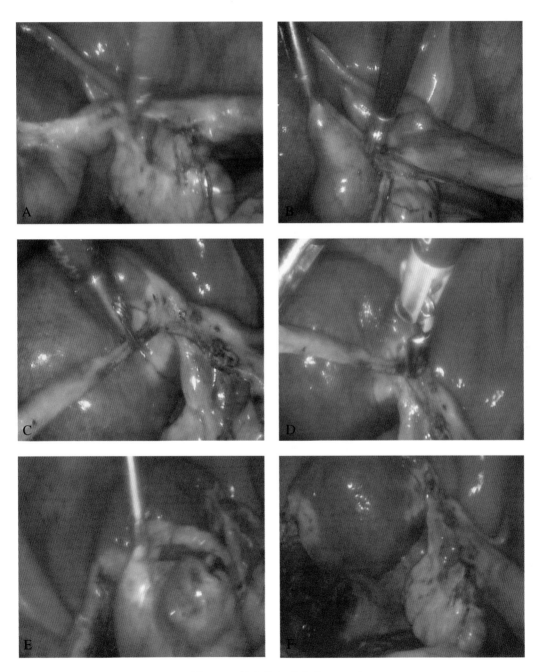

图 10-1　输卵管切除术（A ~ F）

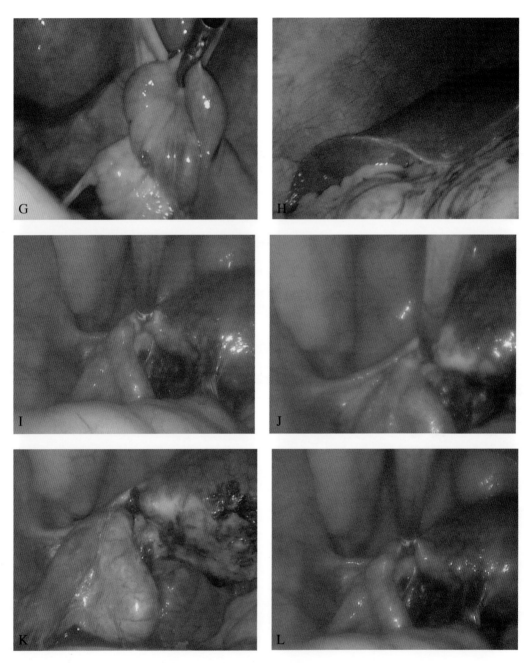

图 10-1（续） 输卵管切除术（G ~ L）

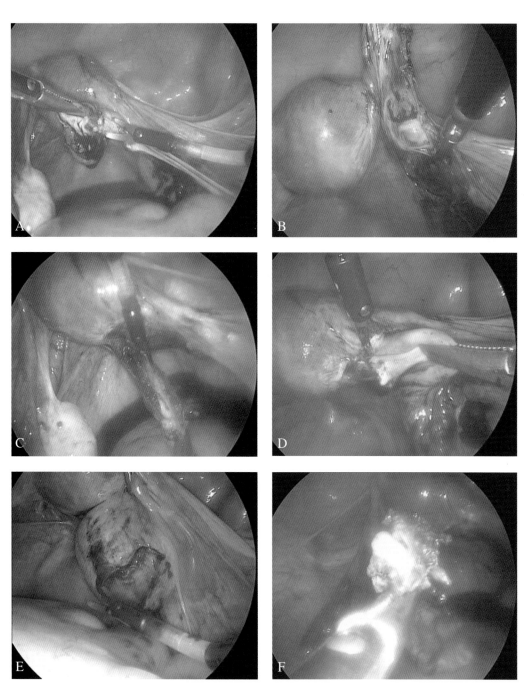

图 10-2 附件切除术（A ~ F）

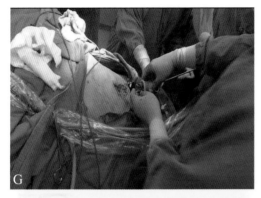

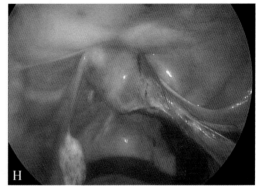

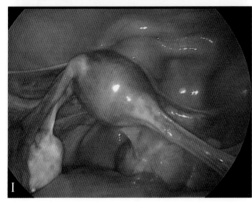

图 10-2（续）　附件切除术（G ~ I）

（三）卵巢囊肿剔除术

首先在镜下仔细探查，以了解卵巢囊肿颜色、位置、大小、活动度，表面有无赘生物，与周围组织有无粘连。取卵巢囊肿突出明显处，与卵巢纵轴平行，单极电刀切开卵巢皮质，找到囊肿壁与正常卵巢组织分界处，分离钳于囊肿与卵巢皮质交界处钝性撑开卵巢皮质，于卵巢囊肿交界面沿卵巢纵轴方向剪开皮质约 3cm，钳夹卵巢皮质切缘，将卵巢囊肿完整剥除，剥离面电凝止血。

对于体积较大的囊肿，可用穿刺吸引器穿刺来吸出囊液，以争取更大的手术空间，在单孔条件下器械之间容易打架，所以镜下缝合止血难度较大，所以目前单孔下操作止血还是以电凝为主，这也是单孔腔镜下技术的一个局限性，我们知道反复电凝的止血容易发生副损伤，尤其是卵巢，卵巢在反复电凝后对预后卵巢储备卵泡的数目和功能都有一定程度的影响，因此在剔除卵巢囊肿时，尽可能保留患侧正常卵巢组织，另外术中尽量用无损伤的抓钳抓卵巢的皮质部分。单极电凝对卵巢皮质有损伤，故用双极电凝止血对卵巢功能恢复最佳。在电凝过程中还应防止电凝对周围组织的热损伤。在剥除囊肿的过程中，很容易牵拉撕扯到卵巢门，造成出血活跃，可以边凝边剥，以防渗血造成术野模糊，止血困难。若术中出现囊液外流，则应尽快吸净囊液，并反复冲洗盆腔，囊肿最好放入标本袋经脐部切口取出。单孔腹腔镜脐部切口较传统三孔腹腔镜切口大，取标本更为容易，一般不需要扩大切口（图 10-3，图 10-4）（视频 4．巧囊剥除术，术者孙大为)*。

视频 4

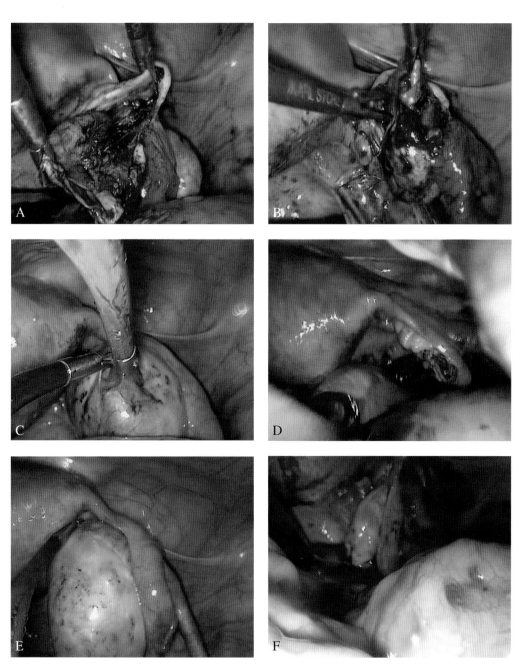

图 10-3　卵巢囊肿剥除术（A ~ F）

注：* 参见本书封底说明，扫描二维码获取相应视频内容。

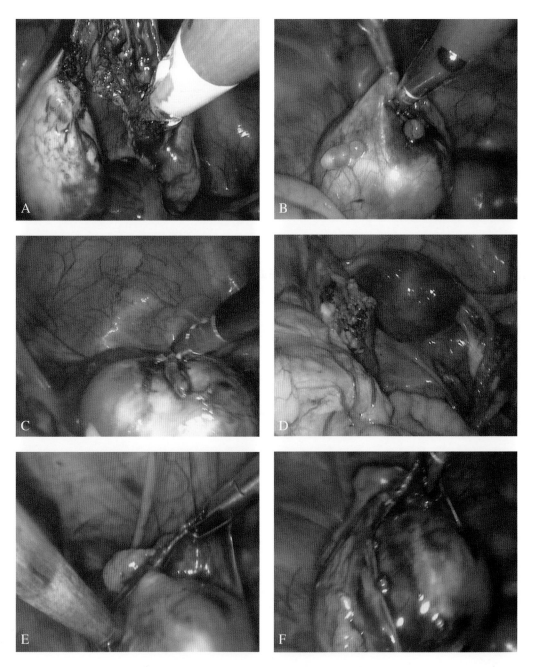

图 10-4 卵巢冠囊肿剥除术（A ～ F）

（四）输卵管绝育术

置入单孔器械后，充分暴露附件，在操作前必须认清输卵管并沿其走向检查至伞端，以便获得清晰的手术视野，提高操作的准确性和安全性。钳夹右侧输卵管，于输卵管峡部电凝，并剪断。同法处理对侧。查无渗血手术顺利，撤出腹腔镜及消除气腹（图 10-5）。

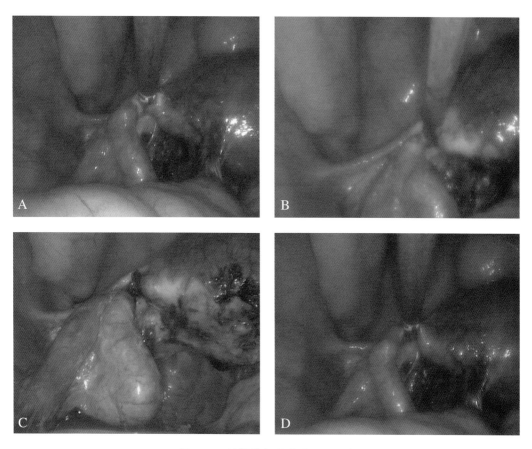

图 10-5　输卵管切断术（A ~ D）

（五）不孕检查

于月经干净 3 ~ 7 天内进行手术，术中在操作套管各操作孔内分别置入镜头及可弯曲操作器械，如抓钳、分离钳等，先检查子宫、输卵管、卵巢及盆腔情况。根据术中所见分别行盆腔粘连松解术（图 10-6），输卵管修复整形或伞端造口术，子宫内膜异位病灶清除术、多囊卵巢打孔术等（图 10-7）。接着经阴道子宫输卵管行亚甲蓝通液术（图 10-8）。术后用生理盐水冲洗盆腔（视频 5．粘连分解，术者孙大为）*。

视频 5

五、文献回顾

单孔腹腔镜手术最早应用就是在妇产科领域，其开始时间可追溯到 20 世纪 70 年代。1969 年 Clifford Wheeless 首先报道了经脐单孔腹腔镜输卵管结扎术。通过脐下约 1cm 切口建立气腹并置入带有目镜的腹腔镜，经阴道辅助牵拉子宫在腹腔内暴露输卵管，利用活检钳抓取并电烧输卵管。随后这位术者又为 3600 名妇女完成了经脐单孔的

注：* 参见本书封底说明，扫描二维码获取相应视频内容。

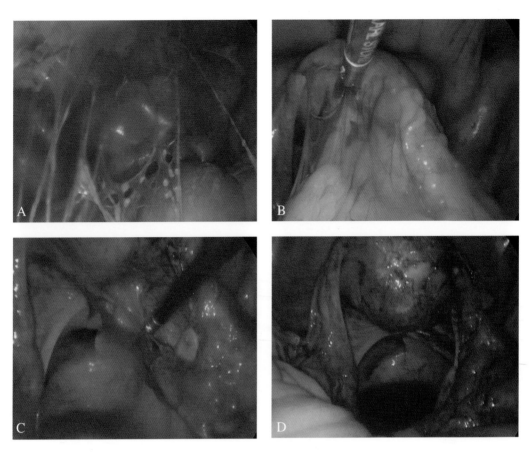

图 10-6　盆腔粘连分解术（A ~ D）

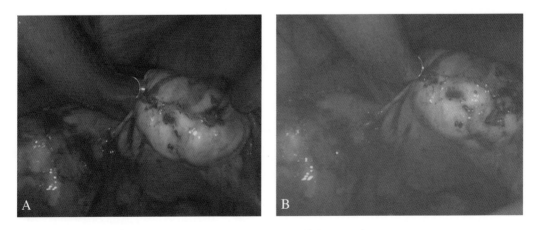

图 10-7　多囊卵巢打孔术（A ~ B）

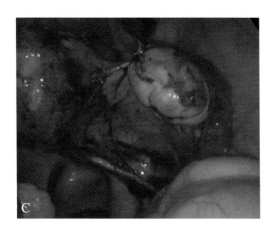

图 10-7（续）　多囊卵巢打孔术（C）

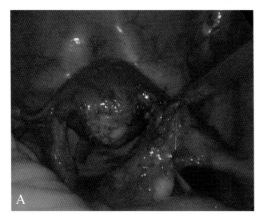

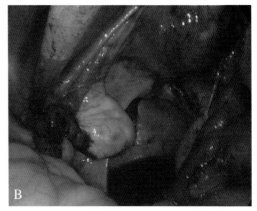

图 10-8　输卵管通液术（A ～ B）

绝育手术。1975 年一个巴西的妇科专家实施了第一例单孔下的输卵管切除术。20 年后，1991 年 Pelosi 等[7]报道了第一例单孔腹腔镜下全子宫及双侧输卵管卵巢切除术，这是第一例单孔条件下多脏器联合切除手术。次年，他们为 1 例良性子宫病变的病人实施了单孔腹腔镜下次全子宫切除术。

在最初的一段时间内，由于技术的不足及观念等原因，该项技术并没有在妇产科界得到广泛推广。近 10 年来，由于技术的进步，手术器械的革新，特别是单孔多通道平台、可弯曲器械和高分辨视屏系统的出现，重新又把学者的目光吸引到单孔腹腔镜上。经过不懈的探索，单孔腹腔镜技术在外科领域的发展突飞猛进，在 NOTES 微创外科新的理念指导下，LESS 再次引起了妇科医生的重视，并进行了初步的探索。

2001 年 Kosumi 等报道了一例婴儿经脐卵巢囊肿剔除术，手术出血少，效果良好，且避免了大的创伤对婴儿生命及远期预后的影响，随访过程中，婴儿脐部的手术伤口几乎辨认不出。2009 年 Sotelo 等报道 LESS 行子宫切除的经验。Fagotti 等为三例巨大卵巢囊肿患者行摘除术。手术均顺利完成，无术中、术后并发症，患者均对术后疼痛感及美容效果的评价表示满意。2010 年 Lee 等[12]比较 17 例单孔腹腔镜下畸胎瘤剥除与 34 例传统腹腔镜下畸胎瘤剥除的对比研究，提示单孔腹腔镜卵巢囊肿剥除达到传统腹腔镜手术相同的效果。

在单孔手术中，由于腹腔镜与操作器械平行进入腹腔，所以在一定程度上会影响术者对深度和距离的判断，为了解决这一问题，目前已有将单孔腹腔镜技术与机器人微创外科技术平台相结合的新手术方式，由于机器人外科技术平台集成了三维高清视野，转腕手术器械和直觉式动作控制三大特性，因而使得外科医生能够超越传统外科手术技术的限制，克服单孔手术的缺陷。

六、卵巢手术的学习曲线

由于 LESS 需要在传统腹腔镜的基础上进一步适应视角改变和操作习惯，所以传统腹腔镜的手术训练是必要的，要首先完成体外模拟训练。

早期学习单孔腹腔镜，建议选择年轻且除外肥胖的女性，因为年轻女性患者选择单孔手术的愿望更为强烈，手术顺应性好，更易操作。待到熟练掌握手术技巧后，对患者选择较传统腹腔镜无明显差异。北京协和医院报道的相关单孔腹腔镜下完成的附件良性病变的手术病例中，对于年龄、BMI 较大，有手术史和盆腔粘连的患者，也很好地完成了手术。

单孔腹腔镜下行卵巢输卵管切除在技术上比单孔腹腔镜下行卵巢囊肿剥除术要更为容易。这是因为卵巢输卵管切除主要涉及电刀的凝切，而卵巢囊肿剥除则需要更为频繁地使用成角度的手术操作动作，对钳夹的力度等要求也越高。另外，囊肿剥除需要术者和助手配合完成大量的同向或反向操作，因而更难掌握。有文献总结：单孔腹腔镜手术中，完成 15～20 例能基本掌握手术，完成 30～50 例能达到熟练。北京协和医院的经验是：就较易操作的卵巢囊肿剥除手术而言，每 5 例操作为 1 个数量级，可明显提高手术技能。但较为复杂的单孔腹腔镜辅助下子宫切除术而言，则需要训练的时间相对更长，需要 10 例操作为一个学习阶段，才能更好地掌握手术技巧。

（熊巍　孙大为）

参考文献

[1] 孙大为. 正确认识单孔腹腔镜手术在妇科的应用. 中华腔镜外科杂志（电子版），2012，5（4）：1-4.

[2] 张忠涛，郭伟. 单孔腔镜手术技术专家共识. 中国实用外科杂志，2010，30（8）：665-666.

[3] Escobar P F, Bedaiwy M A, Fader A N, et al. Laparoendoscopic single-site（LESS）

surgery in patients with benign adnexal disease[J]. Fertility and sterility，2010，93（6）：2074．e7-2074．e10．

[4] Wheeless CR. A rapid，inexpensive and effective method of surgical sterilization by laparoscopy . J Reproduct Med，1969，3：65-69．

[5] Wheeless CR，Thompson BH. Laparoscopic sterilization. Review of 3600 cases . Obstetr Gynecol，1973，42（5）：751-758．

[6] Tarasconi JC. Endoscopic salpingectomy. J Reproduct Med，1981，26（10）：541-545．

[7] Pelosi MA，Pelosi MA 3rd. Laparoscopic hysterectomy with bilateral salpingoooophorectomy using a single umbilical puncture. N J Med，1991，88：721-726．

[8] Pelosi MA，Pelosi MA 3rd. Laparoscopic supracervical hysterectomy using a single-umbilical puncture（minilaparoscopy）. J Reproduct Med，1992，37（9）：777-784．

[9] Kosumi T，Kubota A，Usui N，et al Laparoscopic ovarian cystectomy using a single umbilical puncture method. Surg Laparosc Endosc Percutane Tech，2001，11（1）：63-65．

[10] Sotelo R，Astigueta JC，Carmona O，et al. Laparo-endoscopic single site（LESS）. Actas Urol Esp，2009，33（2）：172-181．

[11] Fagotti A，Fanfani F，Marocco F，et al. Laparoendoscopic single-site surgery（LESS）for ovarian cyst enucleation：report of first 3 cases. Fertility and sterility，2009，92（3）：1168．e13-1168．e16．

[12] Lee Y Y，Kim T J，Kim C J，et al. Single port access laparoscopic adnexal surgery versus conventional laparoscopic adnexal surgery：a comparison of peri-operative outcomes. European Journal of Obstetrics & Gynecology and Reproductive Biology，2010，151（2）：181-184．

[13] Murji A，Patel V I，Leyland N，et al. Single-incision laparoscopy in gynecologic surgery：a systematic review and meta-analysis. Obstetrics & Gynecology，2013，121（4）：819-828．

[14] Fader A N，Escobar P F. Laparoendoscopic single-site surgery（LESS）in gynecologic oncology：technique and initial report. Gynecologic oncology，2009，114（2）：157-161．

[15] Bucher P，Pugin F，Morel P. Single port access laparoscopic right hemicolectomy. International journal of colorectal disease，2008，23（10）：1013-1016．

[16] Escobar P F，Starks D C，Fader A N，et al. Single-port risk-reducing salpingo-oophorectomy with and without hysterectomy：surgical outcomes and learning curve analysis. Gynecologic oncology，2010，119（1）：43-47．

精选参考文献

[1] Pelosi MA，Pelosi MA 3rd．Laparoscopic hysterectomy with bilateral salpingooo-phorectomy using a single umbilical puncture．N J Med 1991；88：721-726.

　　1991 年 Pelosi 等报道了第一例单孔腹腔镜下全子宫及双侧输卵管卵巢切除术，这是第一例单孔条件下多脏器联合切除手术，从而进一步证实 LESS 是安全可行的。

[2] Lee YY，Kim TJ，KIM CJ，et al．Single-port access laparoscopic adnexal surgery versus conventional laparoscopic adnexal surgery：a comparison of perioperative outcomes．Eur Obstet Gynecol Reprod Biol，2010，151（2）：181-184

　　2010 年 Lee 等比较 17 例单孔腹腔镜下畸胎瘤剥除与 34 例传统腹腔镜下畸胎瘤剥除的对比研究，二者平均手术时间、手术前后血红蛋白下降等均无明显差异，提示单孔腹腔镜卵巢囊肿剔除已达到与传统腹腔镜手术一样的效果。

第十一章
单孔腹腔镜的异位妊娠手术

一、异位妊娠概述

只有 0.6% ~ 2% 的妊娠是异位妊娠，而异位妊娠可造成 10% ~ 15% 的妊娠相关性死亡，尤其是引起早孕期间孕产妇死亡的首要原因。绝大多数异位妊娠部位为输卵管，约占 99%，其次为卵巢妊娠、宫颈、阔韧带及其他腹腔部位。而在输卵管妊娠中，71.4% ~ 88.4% 发生在输卵管壶腹部，16.3% 在峡部，2.3% 在伞端，而另外 4.7% 种植在宫角及间质部。

异位妊娠发生的主要高危因素有：盆腔或附件区炎症史、生殖道衣原体感染、腹部及盆腔手术史、前次宫外孕史、宫内节育器使用、输卵管因素造成的不孕史及辅助生育方法下的妊娠。

明确的异位妊娠患者在妇产科急诊患者中约占 5.4%，但在需要手术处理的妇产科急诊患者中则是最常见的。停经、腹痛、阴道出血的常见症状并非每个患者都有，且常常并不典型。加之早孕期间超声诊断的假阴性率较高，导致异位妊娠在无明显内出血征象时并不能立即明确诊断。异位妊娠的腹腔内出血可以是缓慢的，也可以是非常突然的，因此许多死亡是由于医生的误诊或对患者病情的变化速度及严重性估计不足所致。处理异位妊娠破裂出血休克的患者必须非常迅速，除了及时地建立静脉通路、给予输液输血维持循环稳定之外，果断手术是挽救生命的根本方法。训练有素的抢救团队、娴熟的手术技巧可以大大降低患者的死亡率、缩短手术时间、减少患者创伤。

二、异位妊娠的治疗选择

异位妊娠的治疗有三种：期待治疗、药物治疗和手术治疗。目前，临床应用最多的是 MTX 药物单次或多次治疗以及手术治疗。

期待治疗和药物治疗都适用于血液动力学稳定的非破裂型异位妊娠患者，一般要求血 HCG 水平较低，异位妊娠包块较小。另外，早期诊断也对保守治疗的成功率非常重要。Silva 等对 23 例确诊输卵管妊娠的患者进行了随机双盲对照试验。入选患者均为血液动力学稳定、初始 β-hCG 水平< 2000mIU/ml 且治疗前 48hβ-hCG 水平正在下降中、阴道超声可见明确的输卵管异位妊娠包块且包块直径< 5cm、有再生育要求。分别对两组患者进行安慰剂治疗及单次给予 MTX50mg/m² 肌内注射治疗，发现最终安慰剂组有 92.3% 的患者 β-hCG 转阴，而 MTX 组有 90.0% 的患者转阴，二者没有显著性差异，且两组 β-hCG 转阴的时间也没有显著性差异。

对于 MTX 究竟可以适用到多高的 β-hCG 水平，至今不同的文献仍有不同的结论。Karadeniz 等对 211 例输卵管异位妊娠患者进行了观察，发现治疗过程中共 14.7% 的异位妊娠包块发生破裂。直径< 2cm 的包块，没有一例发生破裂；入院时 hCG 水平对破裂有预测作用，即 hCG 水平为 1855mIU/ml 时，预测的敏感性可以达到 93.5%，而阳性预测值为 29%。Avciglu 等则通过观察 MTX 的有效率来评价非手术治疗的适用范围，总有效率为 70.1%，但当 β-hCG < 1000mIU/ml 时 MTX 有效率可以达到 86.11%，而当 β-hCG > 3000mIU/ml 时有效率则降至 42.3%；包块直径< 2.5cm 时有效率达到 89.3%，而≥ 2.5cm 时下降至 52.6%。因此，较为保守的非手术治疗标准为血 hCG < 2000 ～ 3000mIU/ml，包块< 2 ～ 3cm。然而，也有研究得出非常大胆的结论，Vaswani 等 2014 年对 40 例应用 MTX 保守治疗的输卵管异位妊娠患者进行了回顾性研究，发现 β-hCG < 6000mIU/ml、包块< 3cm、停经< 6 周和没有盆腹腔游离液的情况是预测 MTX 治疗成功的合适指标。

三、异位妊娠手术方式的选择

输卵管异位妊娠对今后的生育能力是有负面影响的。手术方式有两种：输卵管开窗术和输卵管切除术。开窗术被称为是保守性手术方式，常用于有再生育要求的患者，但有持续性异位妊娠的可能性。Kayatas 等研究了 403 例行输卵管开窗术的患者，发现 16 例发生术后持续性异位妊娠并加用了药物治疗；导致持续性异位妊娠发生率升高的因素有包块≥ 3.35cm 和妊娠部位位于峡部及伞端。其他研究得出的结论，输卵管开窗术后持续性滋养细胞疾病的发生率为 3% ～ 20%。

再次患异位妊娠的概率随既往异位妊娠历史的次数增加而逐渐升高。有一次异位妊娠史的患者复发概率为 10% ～ 15%，而有两次的则上升至 30%。

de Bennetot 等总结了 1064 例输卵管异位妊娠患者 24 个月内的累积宫内妊娠率，输卵管切除的患者为 67%，输卵管开窗的患者和药物治疗的患者均为 76%。从总的累积妊娠率上，> 35 岁的患者或有输卵管因素不孕历史的患者明显下降，而对于这部分患者来说，保守性手术和药物治疗的累积妊娠率要显著高于输卵管切除的患者。有研究发现，无论输卵管开窗还是输卵管切除，决定术后妊娠结局的最关键因素在于手术当时健侧输卵管的情况。另外，对于开窗时将开窗的切口部位缝合是否能够提高今后的妊娠率也没有发现显著的差异。综合以上情况，是选用输卵管开窗术还是切除术，应根据术中所见情况、患者既往异位妊娠史和再生育要求多方面考虑。

四、异位妊娠的腔镜治疗

异位妊娠手术本身难度并不大，因此非常适于以腹腔镜手术方法来完成。在腹腔镜技术普及的开始阶段，由于手术技术尚不够娴熟，休克型异位妊娠还被认为是腔镜手术的相对禁忌证，经典的剖腹探查术仍是抢救大量腹腔内出血的休克患者的主要方式。实际上，剖腹手术需要逐层进入腹腔，本身就耽误了抢救时间；入腹后大量血块和鲜血影响手术视野，如果切口太小会暴露不佳、不能尽快找到出血点，如果为清理积血显露方便而延长切口又会给患者平添无谓的创伤。因此，随着医师对腔镜手术器械的掌握和操作日益熟练，越来越多的医师开始良好地应用腔镜进行休克型异位妊娠手术。大家发现，用腹腔镜进行异位妊娠手术，不仅方便、快捷，而且非常符合微创理念。对一个熟练的妇产科腔镜手术医师来说，用腹腔镜器械一次性穿刺进腹远比一层层剖开进入腹腔要快得多。而且，由于腔镜时人工气腹的压力作用，能够有效地协助止血。腔镜进入腹腔后，在气腹压力下，积血和血块也可以更加容易地被吸引和清除出来，加上腔镜镜头的近距离优势，术者可以非常容易地及时找到病灶和出血点，并给予准确处理。Odejinmi F 等总结了 2000 年至 2013 年 963 例异位妊娠手术患者，结果发现，2000 年至 2003 年间，仅 34% 的异位妊娠患者实施了腹腔镜手术；而仅 2003 至 2004 年一年间，腹腔镜异位妊娠手术率就从 89% 上升至 96%；此后又用了 4 年时间，对于循环稳定的异位妊娠患者，腹腔镜手术率即达到了 100%；至 2013 年，无论循环是否稳定、无论手术复杂程度、无论异位妊娠的具体部位，全部的异位妊娠手术都可以用腹腔镜来完成了。如今，腹腔镜手术已经是治疗异位妊娠手术的金标准手术方法。我院已经常规使用腹腔镜技术治疗各种类型的异位妊娠手术患者了。

五、异位妊娠的单孔腹腔镜手术

单孔腹腔镜手术技术（Laparoendoscopic Single-site Surgery，LESS）在妇科方面的应用起步较晚，特别是在我国。我科从 2012 年逐渐开展单孔腹腔镜手术，即是从异位妊娠手术开始的。

（一）手术方法

与传统腹腔镜手术相同：全麻下，患者取仰卧头低脚高位，消毒铺巾后置入举宫器。取脐轮部单切口，逐层钳夹、切开皮肤、皮下筋膜及腹膜，置入单孔腹腔镜专用入路平台，连接气腹管建立人工气腹。分别经入路平台上各孔进入单孔腹腔镜镜头及各器械进行操作。具体切除或开窗的手术步骤与传统腹腔镜术式相同。切除的输卵管

视频6

视频7

或钳夹到的妊娠绒毛组织经入路平台一次性完整取出（图11-1，图11-2）。脐部切口一律采用可吸收线逐层缝合，皮肤采用皮内缝合。（视频6．宫外孕输卵管切除术，术者孙大为；视频7．宫外孕开窗术，术者孙大为）*。

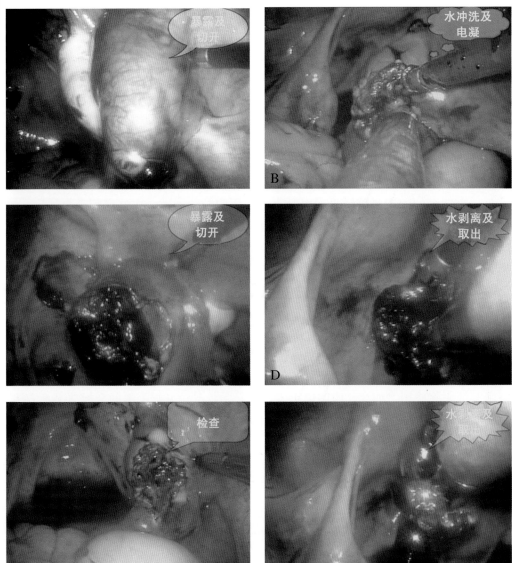

图11-1　宫外孕输卵管开窗术（A～F）

注：*参见本书封底说明，扫描二维码获取相应视频内容。

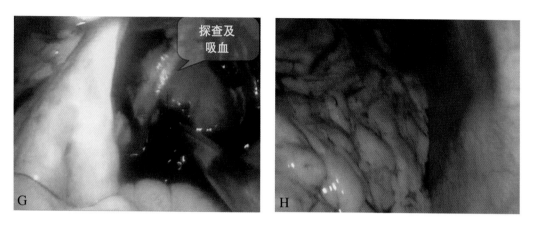

图 11-1（续） 宫外孕输卵管开窗术（G ~ H）

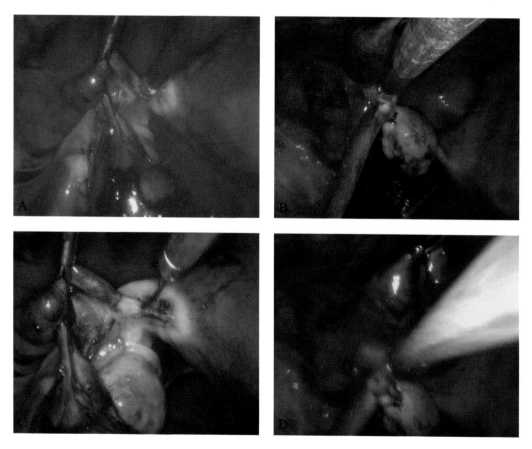

图 11-2 宫外孕输卵管切除术（A ~ D）

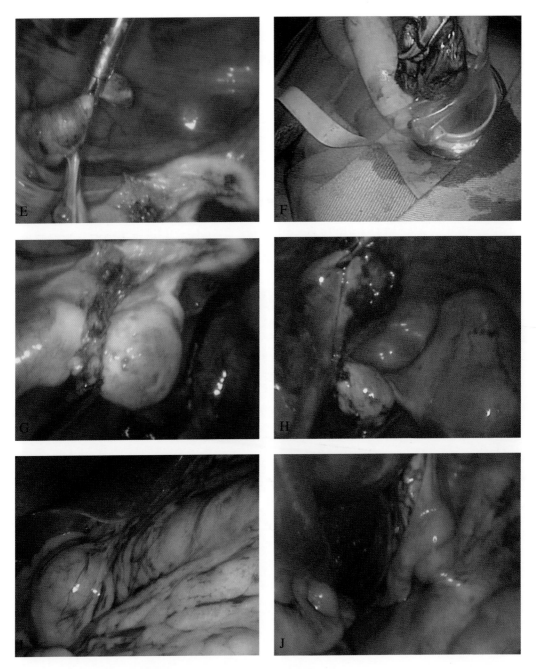

图 11-2（续）　宫外孕输卵管切除术（E～J）

1. 入路平台与器械

可采用两种入路平台系统（硬性平台或软性平台）。硬性入路平台切口长约 4cm，软性入路平台切口长 2.5～3cm。硬性入路平台为 8 通路，软性入路平台为 4 通路。通路口径为 5～12mm，8 通路平台有 2 个 12mm 口径通路，而 4 通路软性平台有 1 个

12mm 口径通路。

传统腹腔镜手术的器械基本均可以用于单孔腹腔镜的手术操作，具体的手术操作步骤和基本操作技术与传统腹腔镜相同。但传统腹腔镜镜头较粗，光源和握持角度不利于单孔操作。再者，由于置入器械的空间局限、方向单一、长度和角度对盆腔操作来说都不够方便。为配合单孔腹腔镜特殊入路平台的使用，避免器械间间距过小造成入腹后操作空间局限、操作角度不适宜的缺点，可以配合使用带有特殊设计的弯曲、弧度、伸缩性能的腔镜器械，有效地提高手术操作的灵活性和方便性，也缩短手术时间。另外，口径较细、有转向功能的镜头和角度适合的光源系统，也比较适用于单孔腹腔镜手术，有效避免了因镜头位置固定造成其他器械操作受阻的问题。

2. 手术效果

我科总结了我们开展单孔腹腔镜手术初期的 11 例异位妊娠手术情况。与对照组相比，单孔腹腔镜进行输卵管异位妊娠手术的病例，在患者年龄、术前 HCG 水平、腹腔内出血量等方面与对照组无显著差异。在术中出血、术后伤口疼痛评分、术后住院天数和术后 βHCG 下降至正常的天数方面均无显著性差异。唯一有显著性差异的指标是手术时间，尽管单孔腹腔镜组手术平均用时也只有 45.0 ± 8.9min，但较传统腹腔镜组仍显著延长。

3. 手术体会

切口及入路平台：单孔腹腔镜手术的最大优势在于切口的美观。这是患者选择此术式的决定性原因。单孔腹腔镜的唯一切口，切开时仍需要注意勿因粘连损伤肠管，缝合时也应分层缝合，特别注意将腹膜、筋膜层严密缝合，避免术后切口疝的发生。皮肤用可吸收线缝合为宜，可以对合更确切，且更能达到美观目的。我们在操作中体会到，单孔腹腔镜手术中比传统腹腔镜操作更费时的步骤，主要也是在处理切口（切开和缝合）的过程中。两种入路平台相比，硬性平台所需切口略大，约 4cm，如切口不合适易造成置入困难或漏气，切口缝合较慢，术后伤口疼痛也较软性平台者略重。但硬性通道置入器械较方便。软性平台置入所需的切口较小，2.5 ~ 3cm，对皮下组织损伤更少，且隐藏在脐轮自然皱褶处，术后瘢痕更加不明显，体现了单孔的优势。软性平台本身有弹性，密封性能好，手术缝合切口比较快，术后伤口疼痛较轻微。两种入路平台在取物时都非常方便，由于可以一次性完整取出，单孔腹腔镜却比传统腹腔镜操作要简便快捷得多，而且避免了传统腔镜手术取绒毛或输卵管不完整、易残留的问题。

操作器械：单孔腹腔镜自引入以来，发展受到限制的最大问题是手术时器械全部从脐部局限空间进入，操作时这些器械会产生所谓"筷子"效应，互相干扰；另外，每一样器械都是从较高的脐部进入，传统腔镜器械长度不够；第三，由于脐部至盆腔的角度笔直，传统腔镜器械曲度也不够，致使夹、提、切、凝、缝合等操作时组织受力角度或面积不合适，难于进行。随着科技的不断发展，一些特殊设计的、带有弯曲、弧度、伸缩性能的腔镜器械，甚至有转向功能的镜头和角度适合的光源系统等都应运而生。这些器械克服了传统腔镜器械的弊端，非常灵活自如。正确及时地调整器械上的弧度和弯曲，使其适应手术操作的角度和深度，是这些器械使用技巧的关键所在。具备了这些因素的情况下，完成如异位妊娠这样较为简单的单孔腹腔镜手术并不感觉比传统腹腔镜手术困难。但目前，这些器械尚未做到如传统腔镜器械那么齐全，因此在某些操作中（比如缝合）使用起来还有些局限。较小口径的镜头也需要提高清晰度和光源亮度。另外，适应和熟练使用这些特殊器械需要一定的学习时间。初始进行单孔腹腔镜操作的医师需要有较熟练的夹、切、凝、分离等传统腹腔镜手术技巧、良好的三维空间感和默契的合作团队。正因如此，对于妇科医生来说，可以把单孔腹腔镜输卵管异位妊娠手术作为开始学习单孔腹腔镜操作比较适宜的手术术式，入手比较容易，掌握也较快。

（张　颖　孙大为）

参考文献

[1] 孙大为. 正确认识单孔腹腔镜手术在妇科的应用. 中华腔镜外科杂志（电子版），2012，5（4）：1-4.

[2] 张忠涛，郭伟. 单孔腔镜手术技术专家共识. 中国实用外科杂志，2010，30（8）：665-666.

[3] Escobar P F, Bedaiwy M A, Fader A N, et al. Laparoendoscopic single-site（LESS）surgery in patients with benign adnexal disease. Fertility and sterility，2010，93（6）：2074. e7-2074. e10.

[4] Wheeless CR. A rapid, inexpensive and effective method of surgical sterilization by laparoscopy. J Reproduct Med，1969，3：65-69.

[5] Wheeless CR, Thompson BH. Laparoscopic sterilization. Review of 3600 cases. Obstetr Gynecol，1973，42（5）：751-758.

[6] Tarasconi JC. Endoscopic salpingectomy. J Reproduct Med，1981：26（10）：541-545.

[7] Pelosi MA, Pelosi MA 3rd. Laparoscopic hysterectomy with bilateral salpingooophorectomy using a single umbilical puncture. N J Med，1991，88：721-726.

[8] Pelosi MA, Pelosi MA 3rd. Laparoscopic supracervical hysterectomy using a single-umbilical puncture（minilaparoscopy）. J Reproduct Med，1992，37（9）：777-784.

[9] Kosumi T, Kubota A, Usui N, et al Laparoscopic ovarian cystectomy using a single umbilical puncture method. Surg Laparosc Endosc Percutane Tech，2001，11（1）：63-65.

[10] Sotelo R, Astigueta JC, Carmona O, et al. Laparo-endoscopic single site（LESS）. Actas

Urol Esp，2009，33（2）：172-181．

［11］ Fagotti A，Fanfani F，Marocco F，et al．Laparoendoscopic single-site surgery（LESS）for ovarian cyst enucleation：report of first 3 cases．Fertility and sterility，2009，92（3）：1168. e13-1168. e16．

［12］ Lee Y Y，Kim T J，Kim C J，et al．Single port access laparoscopic adnexal surgery versus conventional laparoscopic adnexal surgery：a comparison of peri-operative outcomes．European Journal of Obstetrics & Gynecology and Reproductive Biology，2010，151（2）：181-184．

［13］ Murji A，Patel V I，Leyland N，et al．Single-incision laparoscopy in gynecologic surgery：a systematic review and meta-analysis．Obstetrics & Gynecology，2013，121（4）：819-828．

［14］ Fader A N，Escobar P F．Laparoendoscopic single-site surgery（LESS）in gynecologic oncology：technique and initial report．Gynecologic oncology，2009，114（2）：157-161．

［15］ Bucher P，Pugin F，Morel P．Single port access laparoscopic right hemicolectomy．International journal of colorectal disease，2008，23（10）：1013-1016．

［16］ Escobar P F，Starks D C，Fader A N，et al．Single-port risk-reducing salpingo-oophorectomy with and without hysterectomy：surgical outcomes and learning curve analysis．Gynecologic oncology，2010，119（1）：43-47．

精选参考文献

［1］ Wang D，Hou HW，Ji ZL．An investigation for public acceptance of laparoen-doscopic single-site surgery．Pak J Med Sci．2013，29（3）：719-24．

　　本文旨在调查公众对于 LESS 的接受程度，作者采用 5 分制 Likert 量表，请门诊病人就瘢痕、并发症、疼痛、花费、住院时间作为衡量因素，196 位受访者中，较年轻的 132 位（平均年龄 35.3±10.64 VS. 40.4 ±9.6，P=0.001）更倾向于接受 LESS，较好的美容效果是病人选择 LESS 的唯一因素（3.78±1.11 VS. 3.13±1.19，P < 0.005），但只有 50% 受访者接受 6% 的并发症风险。并发症是公众考虑接受手术方式的最重要因素，较年轻病人出于美容效果更愿意考虑接受 LESS．

［2］ Bradford LS，Boruta DM．Laparoendoscopic single-site surgery in gynecology：a review of the literature，tools，and techniques．Obstet Gynecol Surv．2013，68（4）：295-304．

　　近年妇科手术领域经历了从开腹手术到腹腔镜手术的巨大转变，随着手术器械改进越来越多复杂手术得以完成。减少手术切口数量和大小也越来越受到重视，终极目标是无可视切口瘢痕。LESS 是通过单切口完成手术操作，本文复习了最新文献以总结妇科单孔腹腔镜手术遇到的最新挑战以及如何通过器械和手术技术改进战胜这些挑战。

第十二章
单孔腹腔镜的子宫肌瘤剔除术

　　子宫肌瘤是女性生殖系统常见的良性肿瘤，约 20% 的女性罹患此病，其中 20% 患者在生育年龄需要因子宫肌瘤进行子宫切除术。多数肌瘤可不引起症状而随诊观察即可。如果肌瘤引起异常子宫出血、不孕、膀胱或肠管压迫症状等则需要手术，对于需要保留生育功能妇女进行腹腔镜子宫肌瘤剔除术。随着腹腔镜手术器械的不断改进，使单孔腹腔镜下子宫肌瘤剔除术具有一定的可行性。

　　根据肌瘤生长部位可分为子宫体肌瘤、阔韧带肌瘤和子宫颈肌瘤。子宫体肌瘤又分为肌壁间肌瘤、浆膜下肌瘤和黏膜下肌瘤。

　　单孔腹腔镜下子宫肌瘤与传统腹腔镜相同，缺乏手的触摸感觉，并且操作空间较传统腹腔镜有一定的局限性，单孔腹腔镜下缝合又是一个难点，故适应证的选择较传统腹腔镜更加严格。主要依据肌瘤情况和术者技术能力以及经验进行选择，肌瘤部位、大小、数目是能否进行单孔腹腔镜手术的重要选择依据，术前查体及 B 超声检查评估肌瘤大小、数量及位置尤为重要。通常子宫宫底，子宫体前、后壁肌瘤易于剔除和进行创面缝合。因脐部切口直径为 22 ~ 25mm，为肌瘤粉碎取出的主要通道，故肌瘤直径以不超过 5cm 为宜。

一、适应证

　　（1）子宫肌瘤引起异常子宫出血、不孕、膀胱或肠管压迫症状等需要手术者。

　　（2）年龄 < 45 岁，或者 ≥ 45 岁未生育或者坚决要求保留子宫者。

　　（3）浆膜下子宫肌瘤、肌壁间肌瘤或者阔韧带肌瘤，肌瘤直径 ≤ 5cm，且如为肌壁间肌瘤，肌瘤数量 ≤ 3 个为宜，浆膜下肌瘤数量不受限制，但直径仍以 ≤ 5cm 为宜。

二、禁忌证

（1）全身状况差不能难受腹腔镜手术者。
（2）合并严重盆、腹腔粘连者。
（3）脐部疝或曾接受修补者。
（4）肌瘤迅速长大可疑恶性者。

相对禁忌证

（1）合并贫血，血色素＜ 100g/L。
（2）子宫肌瘤直径＞ 5cm。
（3）子宫肌瘤数目＞ 3 个。

三、术前评估和准备

（1）仔细的妇科查体及 B 超声检查，确定肌瘤的数量、大小及位置，并且除外盆腹腔严重粘连者，从而决定患者是否适合单孔腹腔镜下子宫肌瘤剔除术。
（2）脐部准备：提前 12 小时消毒清洗脐部，清除积垢。
（3）肠道准备：提前 12 小时禁食，8 小时禁水。
（4）阴道准备（已婚或有性生活者）：提前 12 小时络合碘擦洗阴道。
（5）配血备用，必要时准备自体血回输。
（6）与患者和家属充分沟通，知情同意并签署手术同意书。
（7）有宫内节育器者术前取出。
（8）对于无用药禁忌者，术前准备缩宫素或垂体后叶素。

四、单孔腹腔镜子宫肌瘤切除术的入路选择

参见第三章"单孔腹腔镜手术脐部入路及设备"，另外单孔腹腔镜下子宫肌瘤剔除术，须准备超长镜头和肌瘤粉碎器（图 12-1，图 12-2）。

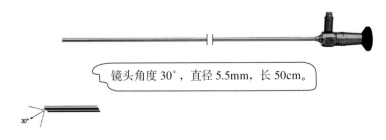

镜头角度 30°，直径 5.5mm，长 50cm。

图 12-1　超长镜头

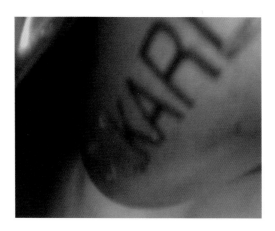

图 12-2　肌瘤粉碎器

五、手术步骤

（1）2.3 ～ 2.5cm 入路平台放置（图 12-3）。

（2）进入超长单孔腹腔镜镜头，观察盆、腹腔情况，包括子宫及双侧附件和上腹腔探查，进而确定肌瘤部位及数量（图 12-4）。

（3）子宫肌瘤浆膜下注射稀释缩宫素或垂体后叶素生理盐水。

（4）根据肌瘤部位和大小选择切口，切口方向尽量与肌瘤长径平行，单极电勾纵向或横向切开肌瘤表面浆膜或浆肌层（包膜）深达瘤核，也可采用梭型切口（图12-5）。

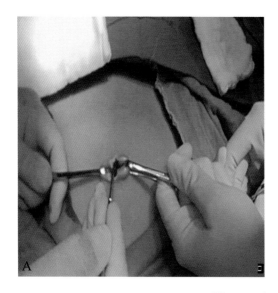
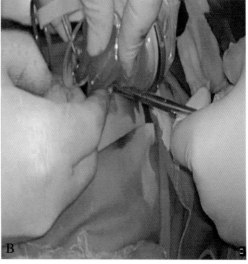

图 12-3　入路平台放置

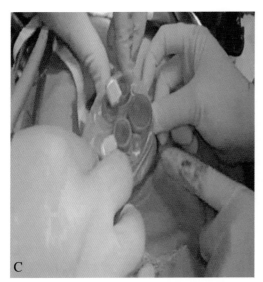
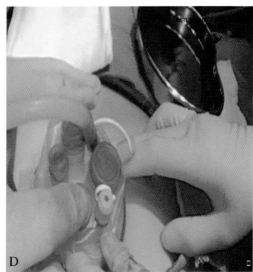

图 12-3（续） 入路平台放置

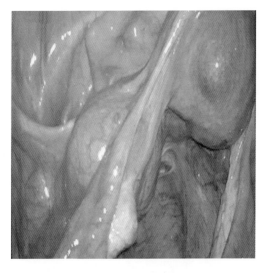

图 12-4   探查确定肌瘤部位及数量

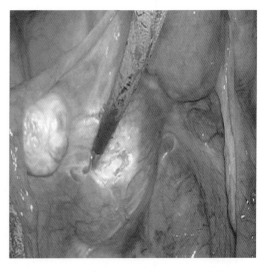

图 12-5   选择切口单极电勾切开肌瘤表面

（5）剥除肌瘤，大抓钳钳夹牵拉肌瘤，逐步钝性和锐性分离结合分离肌瘤与假包膜层次，保持大抓钳钳夹肌瘤张力足够，子宫肌层收缩退缩和假包膜退缩，瘤和子宫暴露，达肌瘤底部时，将肌瘤可朝同一方向旋转数周，使肌瘤底部血管关闭，以减少出血。应注意减少创面电凝止血，减少子宫浆肌层电损伤，以利子宫创面愈合（图12-6）。

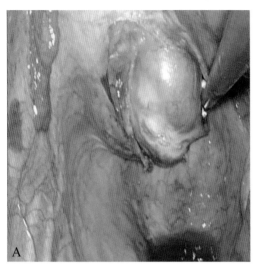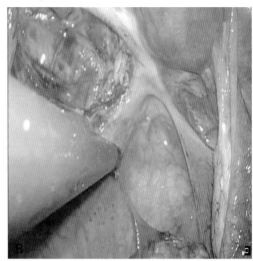

图 12-6　剥除肌瘤

（6）将已剔除肌瘤置于子宫直肠窝或右髂窝。

（7）腹腔镜针持钳夹缝线从操作平台上 10mm 操作孔将缝线引入腹腔。

（8）使用自固定免打结可吸收缝线或自制免打结缝线将创面连续或连续内翻缝合，如遇瘤腔较深者可分两层缝合关闭瘤腔，缝合时注意关闭死腔和子宫浆膜面充分对合，尽量做到"浆膜化"（图 12-7）。

（9）肌瘤粉碎及取出。

（10）冲洗检查创面及盆腹腔，脐部伤口缝合（图 12-8）。

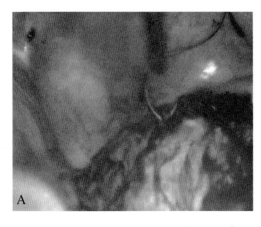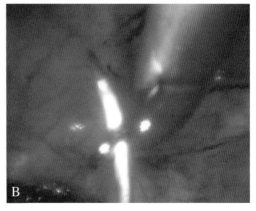

图 12-7　免打结可吸收缝线缝合

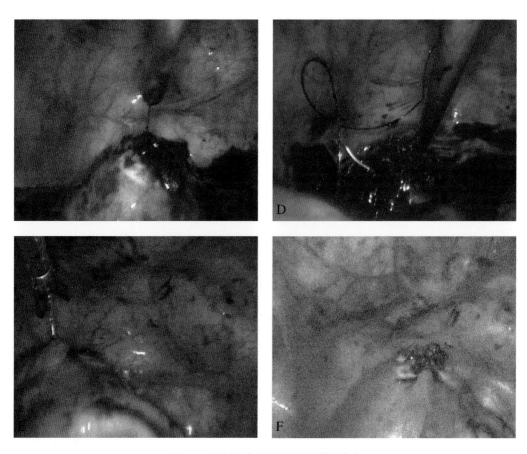

图 12-7（续）　免打结可吸收缝线缝合

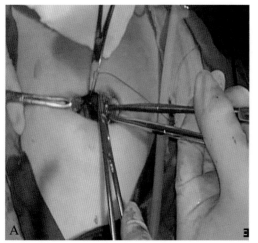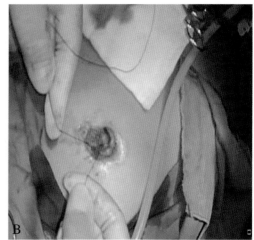

图 12-8　脐部缝合

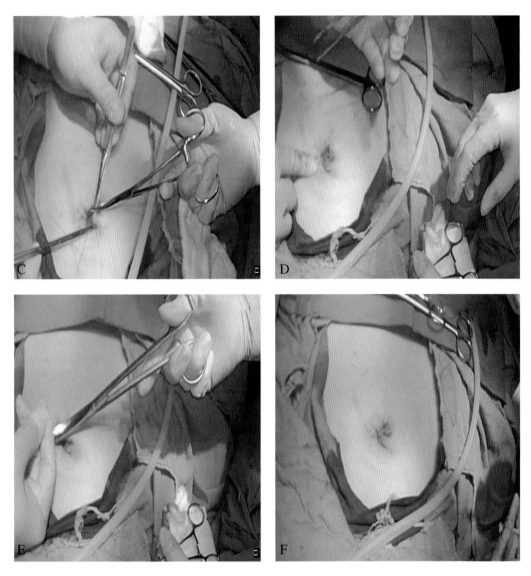

图 12-8（续）　脐部缝合

六、单孔腹腔镜子宫肌瘤剔除术相关的难点及应对措施

由于单孔腹腔镜操作空间受限，术者和助手的在体外脐部手"打架"，在腹腔内器械之间成角受限和"同轴效应"，单孔腹腔镜下缝合、打结是手术难点。

我们的经验是：①单孔腹腔镜操作平台选择，尤其是软性材料平台可增加器械操作的灵活性和操作空间；②特殊（超长）镜头光学系统采用可以使镜头远离器械及操作部位，减少镜头与其他器械"打架"的机会；③特殊"关节式"器械与传统腹腔镜直器械联合使用，可增加操作的便利性和有效性；④肌瘤剔除前，肌瘤表面浆膜下注射采用稀释催产素或垂体后叶素生理盐水可更好分离肌瘤假包膜与肌瘤间层次，以减少术中出血；⑤使用自固定免打结可吸收缝线或自制免打结缝线，可避免镜下打结和有效进行肌瘤创面缝合。

七、肌瘤取出粉碎方法

根据单孔腹腔镜的特点，我们的经验和原则是：

（1）对于多发肌瘤，先取较小肌瘤，直径 1cm 或以下剔除后可以大抓钳钳夹直接从操作孔取出，避免放置盆腹腔遗漏。

（2）较大肌瘤取出可肌瘤钻粉碎，分次取出，由于单孔腹腔镜器械操作的"同轴效应"，尤其是镜头与器械的平行关系，使用肌瘤钻时，应注意控制肌瘤钻操作力度及钻取深度（图 12-9）。

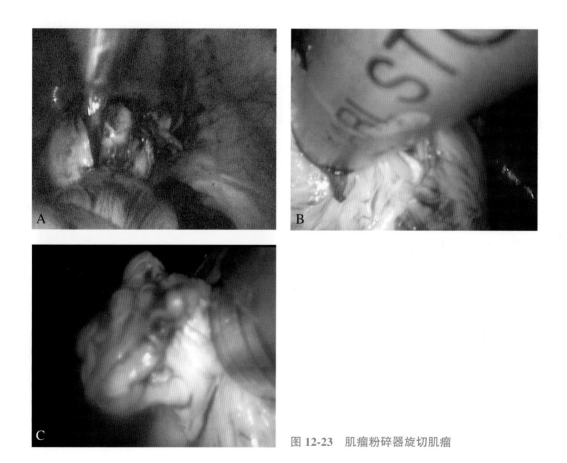

图 12-23　肌瘤粉碎器旋切肌瘤

（3）较大肌瘤可在镜头监视下以大抓钳钳夹至脐部切口，取出操作平台，以大巾钳和 ALICE 钳钳夹肌瘤，用尖刀和剪刀劈开肌瘤，在脐部切口减瘤至合适，并利用切口和切口组织弹性可将 3cm 左右瘤体从脐部切口取出，这样操作可避免肌瘤组织在腹腔内粉碎，肌瘤取出后仔细检查脐部切口，避免肌瘤遗漏在伤口（图 12-10）。

（4）也可在腹腔镜监视下将阴道后穹隆切开，从阴道后穹隆切口取出（或劈开粉碎后取出）。后将阴道后穹隆创面以可吸收线缝合。

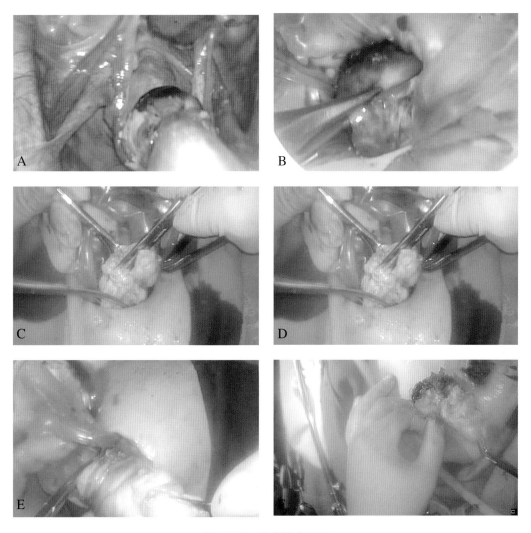

图 12-10　取出较大肌瘤

八、肌瘤切除术主要并发症

单孔腹腔镜下子宫肌瘤剔除术的并发症基本与传统腹腔镜相同，但其缝合操作困难的特点使缝合时间相对较长。

1. 术中出血

子宫血运丰富，如果肌瘤剥除后创面较大，位置较深或靠近宫角，出血可能较多，注意肌瘤和假包膜间的解剖层次，使用宫缩剂，迅速、确切、充分缝合等有助于减少术中出血。

2. 术后出血

缝合或止血不充分，死腔残留，术后可形成血肿等，术后常规应用宫缩剂可助减少术后出血。必要时可能需要再次手术止血。

3. 术后感染

尤其是肌瘤达子宫内膜，剔除肌瘤进宫腔后感染机会增加，检查术后体温和血象等，以及相应抗生素药物应用可减少和预防感染发生。

4. 肌瘤复发

可能是肌瘤的重新生长。另外，腹腔镜下缺少手的触觉，较小肌瘤有遗漏可能。术前仔细超声检查定位，必要时应用术中超声可减少肌瘤遗漏可能。

5. 妊娠子宫破裂

主要和肌瘤大小、数量、部位、是否进宫腔、术中缝合是否充分以及有无术后感染等有一定关系。术中也应注意避免过度电凝子宫组织并充分缝合以利子宫伤口愈合。

（张俊吉　孙大为）

参考文献

[1] Cramer D W. Epidemiology of myomas[C]//Seminars in reproductive endocrinology. Thieme，1992，10（4）：320-324.

[2] Palomba S，Zupi E，Falbo A，et al. A multicenter randomized，controlled study comparing laparoscopic versus minilaparotomic myomectomy：reproductive outcomes. Fertility and sterility，2007，88（4）：933-941.

[3] Einarsson J I. Single-incision laparoscopic myomectomy. Journal of minimally invasive gynecology，2010，17（3）：371-373.

[4] Kim Y W，Park B J，Ro D Y，et al. Single-port laparoscopic myomectomy using a new single-port transumbilical morcellation system：initial clinical study. Journal of minimally invasive gynecology，2010，17（5）：587-592.

［5］ Yuen L T，Hsu L J，Lee C L，et al．A modified suture technique for laparoscopic myomectomy．Journal of minimally invasive gynecology，2007，14（3）：318-323．

［6］ Alessandri F，Remorgida V，Venturini P L，et al．Unidirectional barbed suture versus continuous suture with intracorporeal knots in laparoscopic myomectomy：a randomized study．Journal of minimally invasive gynecology，2010，17（6）：725-729．

［7］ Greenberg J A，Einarsson J I．The use of bidirectional barbed suture in laparoscopic myomectomy and total laparoscopic hysterectomy．Journal of minimally invasive gynecology，2008，15（5）：621-623．

［8］ Alessandri F，Remorgida V，Venturini P L，et al．Unidirectional barbed suture versus continuous suture with intracorporeal knots in laparoscopic myomectomy：a randomized study．Journal of minimally invasive gynecology，2010，17（6）：725-729．

［9］ Leung J C．Barbed suture technology：recent advances．Medical Textiles，2004：26-27．

［10］ Rashid R，Sartori M，White L E，et al．Breaking strength of barbed polypropylene sutures：rater-blinded，controlled comparison with nonbarbed sutures of various calibers．Archives of dermatology，2007，143（7）：869-872．

［11］ Greenberg J A，Einarsson J I．The use of bidirectional barbed suture in laparoscopic myomectomy and total laparoscopic hysterectomy．Journal of minimally invasive gynecology，2008，15（5）：621-623．

［12］ Parker W H，Einarsson J，Istre O，et al．Risk factors for uterine rupture after laparoscopic myomectomy．Journal of minimally invasive gynecology，2010，17（5）：551-554．

精选参考文献

［1］ Yong-Wook Kim，Byung-Joon Park，Duck-Yeong Ro and Tae-Eung Kim．Single-Port Laparoscopic Myomectomy Using a New Single-Port Transumbilical Morcellation System：Initial Clinical Study，Journal of Minimally Invasive Gynecology（2010）17，587-592．

作者进行了15例单孔腹腔镜下子宫肌瘤剔除术，手术器械全部采用传统的直器械。对肌壁间和一些浆膜下肌瘤进行镜下缝合。结果：平均剔除肌瘤1.6个，最大肌瘤直径6.1cm，其中4例肌瘤是经脐部用刀切割粉碎肌瘤取出，11例通过传统电动肌瘤钻和用刀切割相结合经脐部取出。平均手术时间96.7（33.8；5～150）min。术后血红蛋白下降1.8（1.2；0.4～3.6）g/dl。

[2] Alessandri F，Remorgida V，Venturini PL，Ferrero S．Unidirectional barbed suture versus continuous suture with intracorporeal knots in laparoscopic myomectomy：A randomized study．J Minim Invasive Gynecol．2010．

作者将 44 例腹腔镜下肌瘤剔除手术分为两组，一组（V）对子宫伤口进行连续缝合和体内打结，一组（L）用免打结倒刺线进行子宫伤口缝合。L 组子宫伤口缝合时间（11.5 ± 4.1 min）明显短于 V 组（17.4±3.8 min；$P < 0.001$）。两组手术时间无明显差异。L 组术中失血量明显低于 V 组（$P = 0.004$）。L 组手术难度（3.7 ± 1.1）明显低于 V 组（6.1 ± 2.1；$P < 0.001$）。

第十三章
单孔腹腔镜的子宫切除术

一、概述

1989 年腹腔镜下子宫切除术（Laparoscopic Hysterectomy，LH）首次实施，1991 年 Pelosi 等报道了经脐单孔腹腔镜下全子宫及双侧附件切除术，这是首例单孔腹腔镜多脏器联合切除手术。腹腔镜下子宫切除术是从解剖分离开始，切除子宫的所有步骤均是在腹腔镜下完成。腹腔镜辅助的经阴道子宫切除（Laparoscopic-assisted vaginal hysterectomy，LAVH）是指腹腔镜完成凝切圆韧带，卵巢固有韧带或骨盆漏斗韧带，打开阔韧带，打开膀胱腹膜反折等手术步骤后，经阴道完成阴道切开、分离膀胱、结扎切断（凝切）子宫骶骨韧带、主韧带和结扎切断（凝切）子宫血管。本章着重介绍单孔腹腔镜下子宫切除手术（Laparoendoscopic single-site hysterectomy，LESS-H）。

二、病人选择

（一）适应证
1. 子宫肌瘤或子宫肌腺（瘤）症（子宫体积＜如孕 8 周，子宫重量＜300g）
2. 子宫内膜不典型增生
3. 宫颈上皮内瘤变（CIN III）
4. 卵巢（附件）囊肿须切除子宫者
5. 无生育要求，自愿接受子宫切除者

（二）禁忌证
1. 年龄＜40 岁需要保留生育功能
2. 心肺功能不能耐受气腹
3. 全身性疾病不能耐受全身麻醉
4. 子宫体积＞如孕 10 周

（5）估计盆、腹腔粘连重

（6）晚期妇科恶性肿瘤

三、术前准备

1．术前评估和常规术前检查：主要检查子宫体积大小、活动度、宫旁及附件情况、评估有无较严重盆腔粘连等，术前常规检查评估患者身体一般情况，除外手术禁忌证等

2．脐部准备：提前 12 小时消毒清洗脐部，清除积垢

3．肠道准备：提前 12 小时禁食，8 小时禁水

4．阴道准备：提前 12 小时络合碘擦洗阴道

5．配血备用

6．与患者和家属充分沟通，知情同意并签署手术同意书

四、入路和设备的选择

参见第三章"单孔腹腔镜手术脐部入路及设备"，另外单孔腹腔镜下子宫切除，须于术前再次消毒阴道后暴露宫颈，根据宫颈直径大小选择放置相应带有阴道穹窿杯的举宫器（图 13-1）。

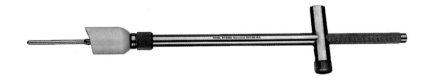

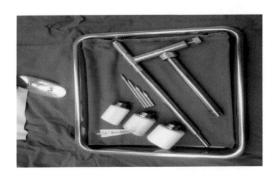

图 13-1　HOHL 举宫器

五、子宫切除术类型

与传统腹腔镜相同，子宫切除手术类型分为单孔腹腔镜下完全性全子宫切除（Laparoendoscopic single site-total hyterectomy，LESS-TLH）和单孔腹腔镜辅助阴式子宫切除（Laparoendoscopic single site assisted vaginal hysterectomy，LESS-LAVH）。

（一）单孔腹腔镜下完全性全子宫切除（Laparoendoscopic single site-Total hyterectomy，LESS-TLH）

1. 患者体位

采用标准膀胱截石位，具体要求如下：

（1）首先安放腿架和肩托，并将患者膝部以下的腿部用约束带固定于腿架上

（2）有体位条件功能手术床，利于术中随时调整患者体位

（3）标准膀胱截石位：患者臀部超出手术床缘 2cm，大腿与手术台角度呈 15°，两膝部距离 30cm

（4）消毒、穿刺和缝合脐部切口时，保持水平位

（5）术中一般头低臀高 15°，以利于肠管及大网膜等向中上腹移位，充分暴露盆腔手术空间

2. 术者站位

术者站在患者左侧或头侧，一助和二助站在患者右侧，三助坐在患者臀侧操作举宫器（图 13-2）。

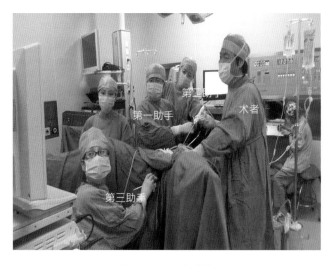

图 13-2　术者站位

手术步骤

A. 消毒

① 采用络合碘分段二次消毒

②消毒会阴及大腿上 1/2 皮肤

③消毒阴道

④消毒双侧腋中线内及乳头下方至耻骨联合上方皮肤区域

⑤铺无菌巾

B．留置导尿管及安放举宫器

①置入并留置导尿管使膀胱空虚

②宫腔探子探查子宫屈度及宫腔深度，并根据宫颈直径大小选择不同直径的阴道穹窿杯，安放举宫器并确保穹窿杯与阴道穹窿紧密贴合

C．单孔腹腔镜手术脐部的入路平台放置，可参见第三章"单孔腹腔镜手术脐部入路及设备，放置过程要点如下：

①鼠齿镊夹提脐部皮肤

②切开脐部皮肤及筋膜

③钝性穿透腹膜并扩展至足够

④放置入路平台，下端确保位于腹腔腹膜表面贴合

⑤连接气腹管腹腔内充入 CO_2

⑥成功建立气腹后，进入腹腔镜镜头再次检查确认入路平台放置情况

D．探查盆腹腔

盆腔要探查：

①子宫；②双侧卵巢；③双侧输卵管；④盆壁腹膜（侧盆壁腹膜可观察输尿管走行）；⑤积液（图 13-3）。

腹腔要探查：

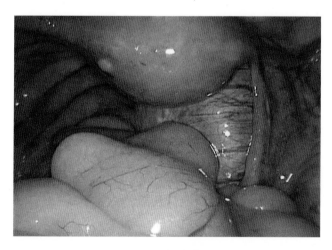

图 13-3　探查盆腔

①肠管及肠系膜表面；②肝、胆、膈肌；③胃、脾；④腹壁腹膜；⑤大网膜（图 13-4）

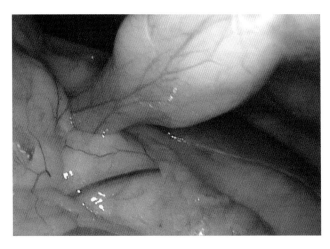

图 13-4 探查腹腔

E．凝切骨盆漏斗韧带（如保留卵巢者：凝切输卵管系膜及卵巢固有韧带）和圆韧带：向当前手术侧之对侧顶举子宫，以保持一定组织张力（图 13-5）。

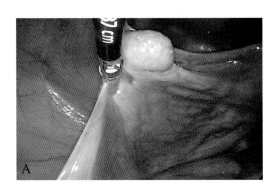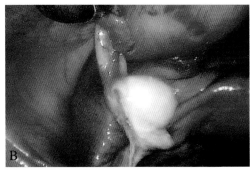

图 13-5 切断骨盆漏斗和圆韧带

F．分别打开左、右阔韧带前后叶，至膀胱腹膜反折和宫骶韧带结合部水平（打开阔韧带前后叶可见其中有细小血管分支，可电凝切断）（图 13-6）。

G．打开膀胱腹膜反折，下推膀胱：举宫器尽量向腹腔方向顶举子宫，以使膀胱腹膜反折展平，横行切开膀胱腹膜反折，分离膀胱阴道间隙，紧贴宫颈筋膜下推膀胱，并使膀胱推至子宫颈外口以下 1cm 左右（图 13-7）。

H．钝锐性分离宫旁组织，充分暴露子宫血管，凝切离断子宫血管和主韧带，向当前手术侧之对侧顶举子宫，与子宫成 45° 角，以保持一定组织张力，并在阴道穹窿杯上方紧贴宫颈凝切子宫血管，以减少热传导，保护输尿管（图 13-8）。

I．凝切宫骶韧带：向上顶举子宫，在子宫后壁宫骶韧带起始部凝切离断两侧宫骶韧带（图 13-9）。

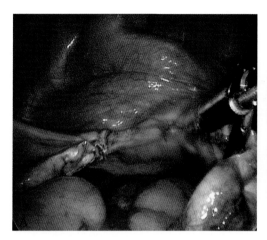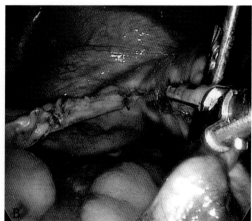

图 13-6　剪开阔韧带前后叶

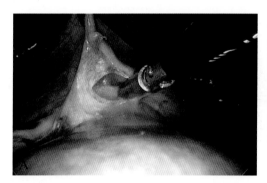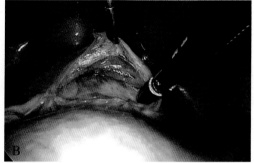

图 13-7　下推膀胱返折腹膜

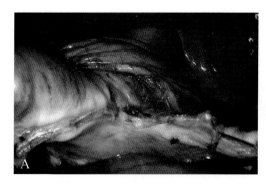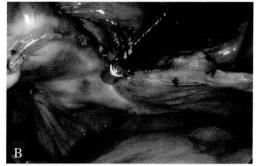

图 13-8　切断主韧带和子宫动脉

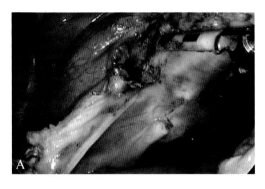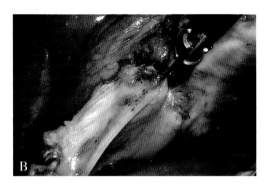

图 13-9　切断宫骶韧带

J．切开阴道穹窿取出子宫：将举宫杯上举，可于前或后阴道穹窿顶延举宫杯切开阴道，环形切断阴道壁，此过程中阴道放置纱布卷，以防气体外泄，完全离断阴道壁后从阴道取出子宫，如子宫体积较大，可粉碎子宫至足够小并取出（图 13-10）。

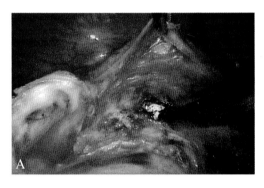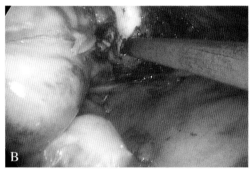

图 13-10　切下并取出子宫

K．缝合阴道残端：单孔腹腔镜下可采用自固定免打结可吸收缝线，连续缝合阴道残端，以期完成单孔腹腔镜下完全性全子宫切除。缝合时注意阴道残端两角要充分缝合，阴道黏膜层避免遗漏，一般从左侧阴道残端进针，向右侧进行缝合，也可将阴道残端左右对缝（图 13-11）。

L．检查：予生理盐水冲洗，检查各断端及阴道残端（图 13-12）。

［视频 8．单孔腹腔镜全子宫切除术（Olympus），术者孙大为］*

（二）单孔腹腔镜辅助阴式子宫切除（Laparoendoscopic single site assisted vaginal hysterectomy，LESS-LAVH）

视频 8

腹腔镜下操作步骤同单孔腹腔镜下完全性全子宫切除手术步骤的 A 至 L；其余阴式手术部分如下：

A．建立外阴无菌区，缝合固定小阴唇，遮挡肛门

B．暴露、牵拉子宫颈：鼠齿钳钳夹牵引向下宫颈前后唇

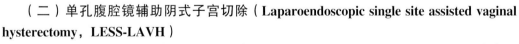

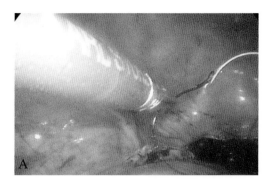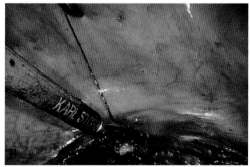

图 13-11　缝合阴道残端

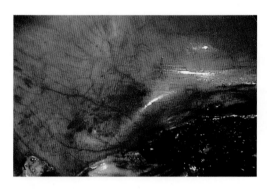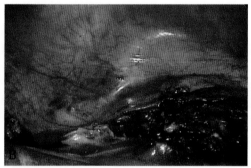

图 13-12　检查

C．环形切开宫颈阴道部黏膜：在相当于宫颈外口水平上方 1 ～ 1.5cm 或膀胱沟下 0.5cm 始环形切开宫颈阴道黏膜

D．分离膀胱宫颈间隙及阴道后壁间隙：钝锐性分离膀胱宫颈间隙，向上贯通盆腔，钳夹切开宫颈后壁阴道黏膜，打开宫颈后间隙，分离阴道直肠间隙

E．分次处理子宫主骶韧带：向一侧牵拉宫颈，充分伸展暴露宫骶韧带。靠近宫颈钳夹、切断、双重缝扎（凝断）子宫主骶韧带

F．处理子宫血管及宫旁组织，紧贴宫颈钳夹、切断、双重缝扎（凝断）子宫血管及宫旁组织

G．确认子宫完全与阴道壁离断后取出子宫

H．缝合盆底腹膜、阴道残端、两侧主骶韧带残端

六、特殊操作技巧介绍

针对单孔腹腔镜的局限和难点，我们采用以下方法来改良手术操作技巧：

1．利用多通路的特点，当术中遇到困难时，要及时转换到不同的通路进入器械，以便操作。

2．弯器械和直器械配合使用，提高手术效率。

3．多个 12mm 的通路可以进入较粗大手术器械，是牵拉和夹持更为有力，尤其是在子宫切除时更为重要。

4．使用智能能量器械，电凝、电切相结合器械更便捷、更安全。

5．使用自固定免打结可吸收缝线从单孔腹腔镜下缝合残端，从而实现单孔腹腔镜下完全性全子宫切除，可避免或减少阴道污染。

6．缝合时使用直持针器，配合自固定缝线，避免打结。

7．使用带有阴道穹窿杯的举宫器，可以很好暴露膀胱腹膜反折、宫旁血管等的解剖层次，这点与传统腹腔镜下全子宫切除相同，但对于单孔腹腔镜下的手术操作尤为重要。

8．为减少孔径拥挤，尽量减少平行进出，采用电子四方镜，为手术操作提供更大的空间和全方位的视野。另外传统腹腔镜下三角分布的特点，下推膀胱时是从侧方打开膀胱腹膜反折、下推膀胱，在单孔腹腔镜下，器械操作是从脐部直向膀胱方向打开腹膜反折和下推膀胱，更加顺应解剖结构。

由于目前缝合器械的限制，切除子宫以单孔腹腔镜辅助下阴式子宫切除术的报道最多，其主要原因是阴道残端的缝合问题，我们完成的 23 例单孔腹腔镜下全子宫切除术，从腹腔镜下沿阴道穹窿切下子宫后，使用自固定可吸收缝线镜下缝合残端，较完美地解决了这一难题，从而实现单孔腹腔镜下完全性全子宫切除，并可避免或减少阴道污染。自固定免打结可吸收缝线连续缝合阴道残端，完美解决单孔腹腔镜下缝合这一问题。

七、并发症

目前国内外文献报道关于单孔腹腔镜手术并发症并不多见，可能与手术开展例数有限有关，但可能发生的并发症应与传统腹腔镜手术较为一致，包括术中出血，子宫血管断端、骨盆漏斗韧带断端出血等，应注意在组织离断前在注意热传导对输尿管的影响的前提下，充分凝闭血管再进行切断。泌尿系统损伤包括膀胱、输尿管损伤，为避免损伤，应在术中注意辨别输尿管走行，凝切骨盆漏斗韧带靠近卵巢门，手术结束前观察输尿管蠕动情况，凝切子宫动脉，主骶韧带时应尽量紧贴宫颈并在举宫杯上方进行操作。也应该注意肠管损伤尤其是热损伤，进行电凝切等操作时尽量使器械避免与肠管接触，分离粘连时应注意解剖层次。

八、学习曲线

由于是在传统腹腔镜的基础上进一步适应视角改变和操作习惯，所有传统腹腔镜手术训练是必须的。要首先完成体外模拟训练，再由简单附件手术入手，循序渐进完成子宫切除等手术。就单孔腹腔镜辅助下阴式子宫切除术而言，每 10 例操作为 1 个数量级，可明显提高手术技能。我们体会是多练习体外模拟训练，达到体会特殊器械目的，在进入临床手术后，把传统腹腔镜经验和原则运用到单孔腹腔镜，习惯视角 - 器械 - 配合，完成单孔多通道腹腔镜手术。

（张俊吉　孙大为）

参考文献

[1] Pelosi M A，Pelosi 3rd M A．Laparoscopic hysterectomy with bilateral salpingo-oophorectomy using a single umbilical puncture．New Jersey medicine：the journal of the Medical Society of New Jersey，1991，88（10）：721-726．

[2] 孙大为．正确认识单孔腹腔镜手术在妇科的应用．中华腔镜外科杂志（电子版），2012，5（4）：1-4．

[3] 孙大为．单孔腹腔镜手术在妇科的应用探讨．中华腔镜外科杂志（电子版），2013（1）．

[4] 张俊吉，孙大为．单孔腹腔镜下完全性全子宫切除术的临床报告，中华妇产科杂志，2014，4，49（4）．

[5] Garry R．Health economics of hysterectomy．Best Practice & Research Clinical Obstetrics & Gynaecology，2005，19（3）：451-465．

[6] Chittawar P B，Magon N，Bhandari S．Laparoendoscopic single-site surgery in gynecology：LESS is actually how much less．Journal of mid-life health，2013，4（1）：46．

[7] Pelosi M A，Pelosi 3rd M A．Laparoscopic supracervical hysterectomy using a single-umbilical puncture（mini-laparoscopy）．The Journal of reproductive medicine，1992，37（9）：777-784．

[8] Fader A N，Escobar P F．Laparoendoscopic single-site surgery（LESS）in gynecologic oncology：technique and initial report．Gynecologic oncology，2009，114（2）：157-161．

[9] Wang T，Chong G O，Park N Y，et al．Comparison study of single-port（Octoport™）and four-port total laparoscopic hysterectomy．European Journal of Obstetrics & Gynecology and Reproductive Biology，2012，161（2）：215-218．

[10] Park D，Kim J，Jun H S，et al．Laparoscopic vaginal vault closure with conventional straight instruments in single-port access total laparoscopic hysterectomy．Obstetrics & gynecology science，2013，56（6）：389-399．

[11] Langebrekke A，Qvigstad E．Total laparoscopic hysterectomy with single-port access without vaginal surgery．Journal of minimally invasive gynecology，2009，16（5）：609-611．

[12] Jung Y W，Kim Y T，Lee D W，et al．The feasibility of scarless single-port transumbilical total laparoscopic hysterectomy：initial clinical experience．Surgical endoscopy，2010，24（7）：1686-1692．

[13] Jung Y W，Lee M，Yim G W，et al．A randomized prospective study of single-port and four-port approaches for hysterectomy in terms of postoperative pain．Surgical endoscopy，2011，25（8）：2462-2469．

[14] Puntambekar S，Rayate N，Nadkarni A，et al．Single-incision total laparoscopic hysterectomy with conventional laparoscopy ports．International journal of gynecology & obstetrics，2012，117（1）：37-39．

[15] Song T，Lee S H．Barbed suture vs traditional suture in single-port total laparoscopic hysterectomy．Journal of minimally invasive gynecology，2014，21（5）：825-829．

[16] Rehman H，Fitzgerald J E F，Frantzias J，et al．The need for training frameworks and scientific evidence in developing scarless surgery：A national survey of surgeons' opinions on single port laparoscopic surgery．International Journal of Surgery，2013，11（1）：73-76．

[17] Tulandi T，Einarsson J I．The use of barbed suture for laparoscopic hysterectomy and myomectomy：a systematic review and meta-analysis．Journal of minimally invasive gynecology，2014，21（2）：210-216．

精选参考文献

[1] Pelosi MA & Pelosi MA，Ⅲ．Laparoscopic supracervical hysterectomy using a single-umbilical puncture（mini-laparoscopy）．J Reprod Med，1992，37：777-784．

　　本文作者在1992年完成4例单切口（迷你腹腔镜）下筋膜内子宫切除术，子宫通过脐部切口取出，术者认为此种术式可与传统多切口腹腔镜相媲美。这种术式的优点在于减少出血量和手术时间，并降低了输尿管、膀胱、肠管损伤的风险。切除了宫颈管上部并且电凝了宫颈管下部和外宫颈，可以避免残留宫颈发展为恶性的可能性。

[2] Song T & Lee SH．Barbed suture versus traditional suture in single-port total laparoscopic hysterectomy．J Minim Invasive Gynecol 2014．

　　本文作者进行了单孔腹腔镜下完全性全子宫切除手术中使用倒刺线和传统缝线阴道穹窿缝合的病例对照研究，研究分为两组：倒刺线缝合组（43例），传统缝线组（59例）。观测指标和结果：两组的年龄、体重指数、手术步骤、子宫重量、子宫疾病情况等相近，手术并发症，中转其他手术 方式、手术失血量、术后疼痛程度、住院时间也无明显差别。倒刺线缝合组阴道穹窿时间明显缩短（11.4 *VS.* 22.5 分钟，*P* < 0.01），总手术时间（92.0 *VS.* 105.2min，*P*=0.002）。使用倒刺线缝合与传统缝线相比技术的要求更低（*P* < 0.001）。作者认为单孔腹腔镜手术中使用倒刺线可帮助医生减少手术时间、缝合时间和手术难度。

第十四章
单孔腹腔镜在妇科恶性肿瘤
中的应用

19世纪初，Kelling为了对腹腔进行直接的观察，成功利用膀胱镜在狗身上施行了相应手术，该手术成功地引入了腹腔镜的概念。而瑞典内科医生Jacobaeus于1910年将该方法成功应用于人身上，开启了腹腔镜检查的新时代。时至今日，腹腔镜手术已走过百年光阴，在这段漫长的历史中，腹腔镜器械不断更新换代，而在每次的历史更迭中腹腔镜手术完成了一次次的蜕变。如今，90%的妇科手术可以在腹腔镜下完成，如输卵管绝育术、输卵管复通术、盆腔粘连松解术、宫外孕手术、子宫内膜异位症手术、子宫肌瘤剔除术、全子宫切除术、卵巢囊肿剔除术等，甚至以前一直被视为腹腔镜手术禁区的妇科恶性肿瘤手术，在经过近十余年来腹腔镜手术技巧及腹腔镜设备的改进后，已成为了腹腔镜手术的适应证，如妇科的三大恶性肿瘤：宫颈癌、子宫内膜癌、卵巢癌，均可在腹腔镜下完成分期手术治疗。相比于传统开腹手术，腹腔镜手术具有微创性、术中视野开阔、术后疼痛轻、恢复快、住院时间短、切口美观、资料可被完整记录、诊断与治疗兼顾等优势，尤其对于恶性肿瘤，术后的快速恢复可以及时地进行术后放化疗，这是传统腹腔镜无法达到的。目前，随着肿瘤患者逐渐年轻化以及治疗后生存时间的延长，她们对生理、生育功能的保留开始变得强烈，对美的需求也逐渐增加，对术后的生活质量也要求较高。为此，单孔腹腔镜手术便顺势而生，然而妇科恶性肿瘤手术因为过程复杂，手术范围广泛，再加上单孔腹腔镜手术的操作困难性，极大地限制了单孔腹腔镜下妇科恶性肿瘤的手术治疗，因此，妇科恶性肿瘤的单孔腹腔镜治疗目前仍处于初级阶段，国内也鲜有报道。因此，本文着重介绍多孔腹腔镜下的妇科恶性肿瘤的治疗，未来我们相信，多孔腹腔镜手术所拥有的优势单孔腹腔镜手术同样可以拥有。

一、单孔腹腔镜手术治疗早期子宫内膜癌

子宫内膜癌（endometrial cancer）是发生于子宫内膜的一组上皮细胞性肿瘤，以腺

癌最为常见，作为一种常见的妇科恶性肿瘤，好发于老年女性患者，其发病率仅次于子宫颈癌。根据 2009 年 FIGO 分期，目前大部分患者均为早期子宫内膜癌患者。子宫内膜癌主要治疗手段为手术治疗，其标准术式为筋膜外全子宫切除、双附件切除、盆腔及腹主动脉旁淋巴结切除术，必要时辅以放疗、化疗或孕激素治疗。当前，基本所有的子宫内膜癌分期手术均可在腹腔镜下完成，传统开腹手术正逐渐被取代。2009 年，Fader 等成功施行了 1 例单孔腹腔镜（LESS）下的子宫内膜癌分期手术，提示 LESS 在手术治疗子宫内膜癌的可行性；2010 年再次报道了 15 例子宫内膜癌和 6 例卵巢癌的 LESS 手术。2011 年，刘木彪等在国内首次报道了单孔腹腔镜下的早期子宫内膜癌分期手术，并成功地实施了单孔腹腔镜下淋巴结清扫术，手术经过顺利，术后未有并发症的出现。此后又陆续完成了 15 例子宫内膜癌的 LESS 分期手术，近远期效果与常规腹腔镜相同。2012 年，Fagotti 等报道了 100 例早期子宫内膜癌患者成功施行 LESS 下全子宫双附件切除术，其中 48 例施行了盆腔淋巴结切除，27 例还完成了腹主动脉旁的淋巴结清扫，结果显示单孔腹腔镜手术在治疗早期子宫内膜癌手术中的可行性，与传统腹腔镜手术相比手术创伤更小、术后恢复更快，同时更具有美容效果。同年，Fanfani F 等报道了 20 例早期子宫内膜癌的单孔腹腔镜手术治疗，结果提示单孔腹腔镜比传统腹腔镜更微创，损伤更小。

（一）单孔腹腔镜手术治疗早期子宫内膜癌的优势

1．镜下清晰的手术视野和解剖结构　因为与传统腹腔镜一样，腹腔镜镜头具有视觉放大的功能，因此，在腹腔镜下我们可以获得更为清晰的手术视野，解剖结构在放大的视野下变得更为清楚。

2．操作便利　传统腹腔镜手术时器械经由侧面进入腹腔，在处理子宫对侧或者清扫闭孔淋巴时，常常会受到子宫或者血管的阻挡，造成手术的不便。而对于单孔腹腔镜手术，虽然腹腔镜及所有操作器械均从脐孔单一切口处进入，操作三角消失，器械相对容易发生碰撞增加了手术难度，但由于器械从正上方进入，更容易到达子宫两侧和闭孔区域，反而手术更为便利。

3．手术出血少　气腹使得腹腔压力升高及超声刀的汽化作用减少了小血管的出血，且腹腔镜的放大作用和 CO_2 的压力膨胀作用使镜下组织间隙的分离更方便、安全，进一步减少了术中小血管出血的发生。

4．术后切口感染少　因为手术只需在脐部原瘢痕处作一 2.5cm 小切口，较之开腹手术，大大减少了术后切口感染风险。尤其是内膜癌患者往往合并肥胖、糖尿病和高血压，则更容易导致腹部切口愈合不良，甚至感染，延长住院时间。

5．切口美观　脐部切口缝合后，脐轮重新塑形，体表基本不显露手术切口痕迹，提高患者术后生活质量，尤其是对于外观要求高的女性或演员、舞蹈者等特殊职业人群。

6．术后疼痛更轻、恢复更快　较之传统腹腔镜手术，患者的术后疼痛更为轻微，术后胃肠功能恢复更快。

7．缩短术后辅助治疗的等待时限　由于下腹没有切口，可以更早地进行放 / 化疗，避免错过最佳治疗的时间窗。

（二）单孔腹腔镜下子宫内膜癌分期手术步骤

1．麻醉和体位　采用气管插管静脉复合麻醉，麻醉后取膀胱截石头低（15°～30°）臀高位，经阴道放置举宫器以操纵子宫。

2．手术器械的准备　手术前准备好单孔腹腔镜所需器械，可顺序排放于无菌台面（图 14-1），方便术中寻找器械。

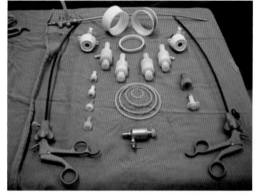

图 14-1　单孔腹腔镜器械的摆放

3．建立气腹　按外科手术腹部消毒方式进行消毒铺巾，组织钳外翻提起脐轮，尖刀切开，逐层进入腹腔。或在脐轮上方取长约 25 mm 的弧形切口。将单孔穿刺套管（以 Tri-port 为例，图 14-2 A）的蓝环置入穿刺导引器（图 14-2 B），引导收缩套进入腹腔内，然后卸下导引器，向外提拉收缩套以及蓝环牵引条，直至 Tri-port 固定不再松动，在插入口处剪去多余的收缩套，固定好外环（图 14-2 C、D）。接气腹管，达气腹压力 12 mmHg。

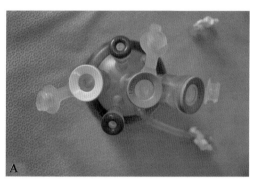

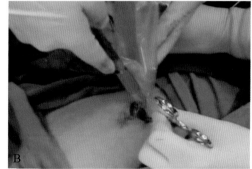

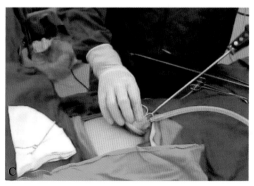

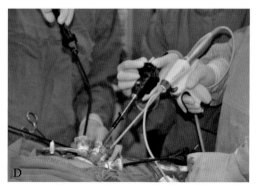

图 14-2　单孔穿刺套管及其使用方法

4．盆腹腔探查　镜头置入后常规检查盆腹腔情况，常规检视腹腔，查看肝、膈肌、大网膜及肠管表面（图 14-3、图 14-4、图 14-6），然后查看子宫及双侧附件（图 14-5）形态、大小、活动度，及直肠陷窝有无转移病灶、积液等，有腹水者收集腹水，无腹水者常规 0.9% 生理盐水 200 ml 冲洗盆腹腔留待细胞学检查。

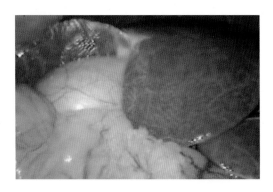

图 14-3　探查肝脏

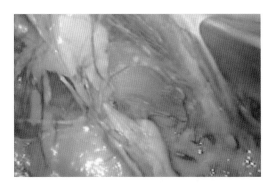

图 14-4　大网膜与腹壁粘连

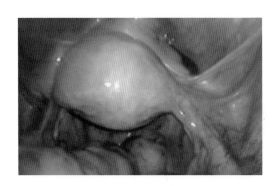

图 14-5　探查子宫

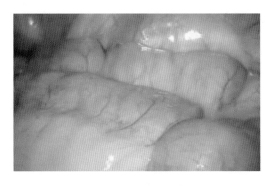

图 14-6　探查肠管

5．阻断输卵管通道　镜下找到输卵管，使用单极电凝闭合双侧输卵管峡部（图 14-7），防止术中癌细胞扩散至盆腔。

6．切断双侧子宫圆韧带及骨盆漏斗韧带，在距近盆壁 2cm 处用超声刀凝切左侧子宫圆韧带（图 14-8A、B），超声刀分离乙状结肠及腹壁粘连带，向内上剪开阔韧带前叶腹膜，顺骨盆漏斗韧带表面剪开后腹膜，钝性游离骨盆漏斗韧带血管，并用双极电凝后切断（图 14-8 C、D）。

7．盆腔淋巴结清扫　在子宫圆韧带后方打开后腹膜（图 14-9），游离左侧输尿管，暴露髂血管，从髂总动脉上 4 cm 处开

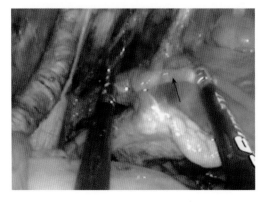

图 14-7　输卵管的凝闭（箭头：输卵管）

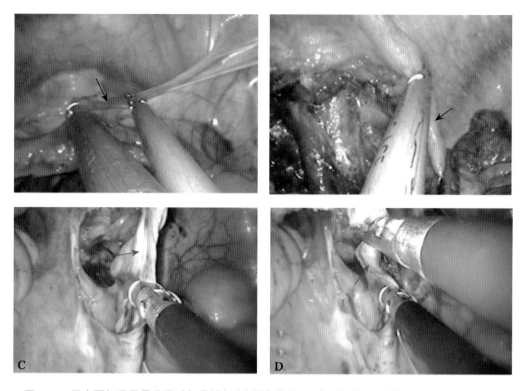

图 14-8 子宫圆韧带及骨盆漏斗韧带的切断（黑色箭头：子宫圆韧带；红色箭头：骨盆漏斗韧带）

始，由外向内，自上而下用超声刀依次清除髂总、髂外、髂内、腹股沟深及闭孔淋巴结，超声刀凝扎淋巴管。同法处理右侧子宫圆韧带及骨盆漏斗韧带，清扫右侧盆腔 5组淋巴结，分开取出送病理。进一步剪开阔韧带前后叶，钝锐性分离宫旁组织，剪开子宫膀胱腹膜反折，下推膀胱达宫颈水平（图 14-10 ~ 20）。

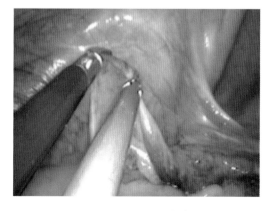

图 14-9 打开后腹膜

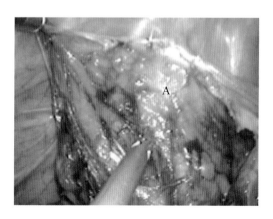

图 14-10 暴露髂外淋巴结（A）

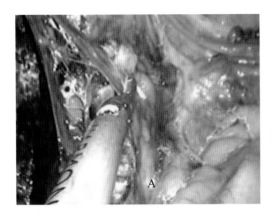

图 14-11　打开髂外动脉血管鞘（A）

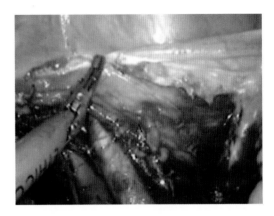

图 14-12　切除髂外淋巴结（A）

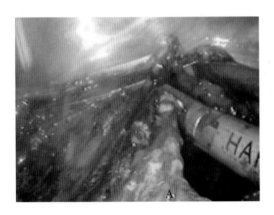

图 14-13　清除腹股沟深淋巴结（A）

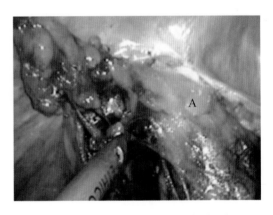

图 14-14　清除腹股沟深淋巴结（A）

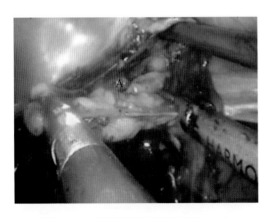

图 14-15　切除腹股沟深淋巴结（A）

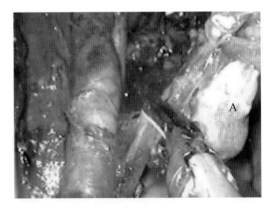

图 14-16　切除髂外淋巴结（A）

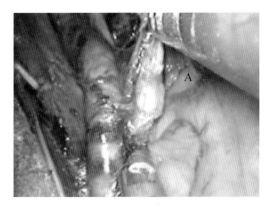

图 14-17　切除髂外淋巴结（A）

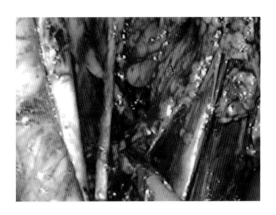

图 14-18　分离闭孔淋巴结（A）

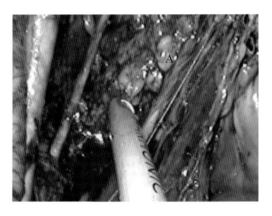

图 14-19　分离闭孔淋巴结（A）

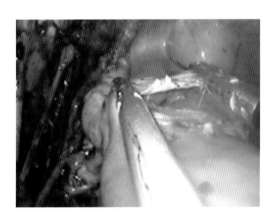

图 14-20　打开膀胱子宫间隙

8．转阴式手术　步骤同常规辅助阴式子宫切除手术。

9．检查并引流　重新建立气腹，检查后腹膜及阴道残端缝合良好，T 形橡胶引流管横臂位置适中，盆腹腔无活动性出血，氟尿嘧啶加入温蒸馏水中反复浸洗盆腹腔后，逐层关闭脐部穿刺孔。

（二）技术要点

因单孔手术相比于传统腹腔镜手术失去了正常的三角视角空间，所以在进行盆腔淋巴结清时更应清楚各组织之间的解剖关系，掌握主要大血管走形方向，术中谨慎操作，勿过分追求快速。当然，整个手术的操作过程与传统腹腔镜手术基本类似。

1．卵巢血管的高位离断　上提卵巢血管表面的侧腹膜，使用超声刀剪开壁腹膜，暴露输尿管并向一侧推开，后于卵巢血管较高位置可使用双极电凝，再行切断。

2．盆腔淋巴结清扫术　分离钳提起壁腹膜，超声刀剪开后腹膜，暴露腹膜后血管淋巴组织，用分离钳提起髂外血管表面的血管鞘，仔细使用超声刀切开鞘膜，直达腹股沟深淋巴结处，再从该处起向下撕脱髂外动静脉鞘组织及周围的淋巴组织，游离至近髂总动脉分叉处，此时有一支营养腰大肌的血管从髂外动脉分出，应镜下双极电凝处理，或用超声刀切断。髂外静脉居髂外动脉的后内侧，易损伤，腰大肌表面可见到生殖股神经，自腰大肌前面穿出后沿该肌表面下行，分布于大阴唇及其附近的皮肤，手术中尽量保存该神经，以免引致患者术后出现大腿内侧皮肤的感觉障碍。推开脐动脉根部及髂内动脉，暴露闭孔，在腹股沟韧带后方髂外静脉内侧髂耻韧带的表面有肿大的淋巴结，游离后切除，此处可见髂外静脉的分支，要小心处理，一般采用超声刀凝断或双极电凝凝固后切断。切除闭孔窝内的淡黄色的脂肪组织，其间要先游离闭孔血管和闭孔神经，即在脂肪组织内可见一条白色的条索状物穿行其中，此即为闭孔神经，手术中要注意保护，预防损伤。闭孔血管可以采用双极电凝或超声刀进行凝固切断，再完整切除闭孔淋巴组织。

3. 闭孔窝因其下富含静脉网，组织蓬松，轻微触碰即可发生严重的出血，是手术中最容易出血的地方，但却又是闭孔淋巴结清扫的必经之地，故此处淋巴结的清扫需慎之又慎。进入闭孔窝一般有两条途径，其一从腰大肌和髂外血管间，其二从髂外和髂内血管间。两种入路方式相比较，从腰大肌和髂血管之间进入闭孔窝比较容易，闭孔神经位于髂内动脉和腰大肌之间稍偏外侧，前为脂肪组织覆盖。术中可采用吸引器钝性分离脂肪组织，同时边抽吸边分离，既可以保证视野清晰，又可以减少神经的损伤。

4. 右髂总静脉区的淋巴结清扫需谨慎，在解剖结构上，右髂总静脉上有许多小分叉，和淋巴结连接紧密，清除时容易撕断。若采用血管钳钳夹还可使静脉壁损伤，引起较多出血。术中可以先采用双极进行电凝，后进行切断，再进行淋巴结清扫，术时注意保护输尿管，为预防损伤，可将输尿管推向侧边。

5. 清扫髂内、髂外淋巴结时，应注意与髂内、外动静脉相交联的小血管，若行强行撕脱，则在行淋巴清扫术时极其可能损伤髂内、外动静脉，引起不可预料的大出血。合适的做法是先暴露这些血管，然后在直视下进行结扎或者使用超声刀及双极电刀电凝后切断。

6. 清扫髂外静脉粘连的大淋巴结时，切忌强行剥离，因髂外静脉壁薄，极易损伤。有时，大的淋巴结底部可能与静脉存在不同程度的交合，强行剥离易导致大静脉的出血，术中可仔细逐步分离粘连的血管，若分离遇阻，中转开腹未必不是一种选择。

总之，单孔腹腔镜治疗早期子宫内膜癌疗效肯定，是一种安全可行的手术方式。笔者已经完成 15 例手术，仅有 1 例由于暴露困难而增加了一个穿刺孔道。其手术时间、出血量、术中术后并发症与传统腹腔镜没有显著性差异，而术后的肠道恢复时间缩短，术后切口疼痛更为轻微。

二、单孔腹腔镜手术治疗早期子宫颈癌

子宫颈癌（cervical cancer）作为一种妇科常见及多发的恶性肿瘤，近年来，其发病有呈逐年增加的趋势，同时，患病人群逐渐年轻化。其死亡率在我国占总癌症死亡

率第 4 位，位居妇女癌症死亡率的第二位，素有"妇女杀手"之称。在腹腔镜技术及手术器械不够发达的年代，经腹手术一直为早期子宫颈癌的主要手术治疗方式，但随着近年来手术器械及腹腔镜技术的发展，腹腔镜手术的优势在不断地被大家所接受，并在妇科恶性肿瘤治疗中开始得到广泛的应用。1989 年，Querleu 等率先报道了腹腔镜下盆腔淋巴结清扫术，并在随后的两年里再次率先报道了几十例腹腔镜下子宫颈癌患者的腹腔淋巴结清扫术。因其明显的治疗优势，如微创、诊治同步、住院时间短、美容性、术后疼痛轻等，腹腔镜下妇科恶性肿瘤手术开始迅速开展。目前，无论是国外还是国内关于根治性子宫颈切除术和腹腔镜下淋巴结切除术治疗子宫颈癌的研究报道越来越多，腹腔镜下子宫颈癌手术变得越来越普及。但是对于单孔腹腔镜下子宫颈癌的根治性广泛子宫颈切除术和淋巴清扫术的报道却不多，2012 年，Leslie A 等首次报道了单孔腹腔镜下子宫颈癌的广泛手术。2013 年，Ana I. Tergas 等报道了一例单孔腹腔镜下早期子宫颈癌广泛手术。同年，Riddhi Desai，MD 等报道了一例保留神经的单孔腹腔镜下子宫颈癌广泛宫颈切除术及盆腔淋巴结清扫术，该手术采用了在脐周建立三个相互独立的穿刺孔，减少了术中漏气的可能，以及有效预防了术后疝气的发生，该患者术后第三天即拔除了导尿管，并未出现尿潴留情况。2014 年，Fagotti A 等报道了 19 例单孔腹腔镜下子宫颈癌的广泛子宫手术，并与 27 例常规腹腔镜下子宫颈癌的广泛手术进行对比，发现两者均可以顺利完成手术，两者淋巴结切除数无统计学差异。

在国内，北京协和医院孙大为等自 2014 年开始，完成 2 例完全单孔腹腔镜下子宫颈癌的根治术，使用 QuadPort™ 单孔腹腔镜手术的专用入路平台，3D 腹腔镜影像系统，术前置双侧双 J 输尿管导管，无尿潴留等并发症发生，术中出血少于 200ml，术后疼痛轻，但手术时间较多孔腹腔镜手术长约 20%（图 14-21 ～图 14-34）。

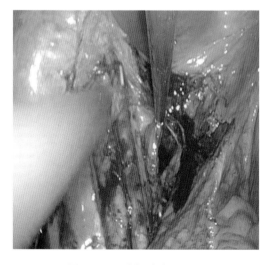

图 14-21　清扫髂外淋巴结

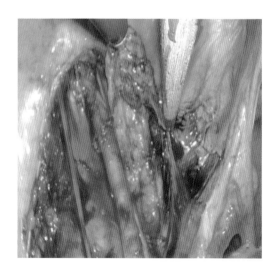

图 14-22　清扫髂内淋巴结

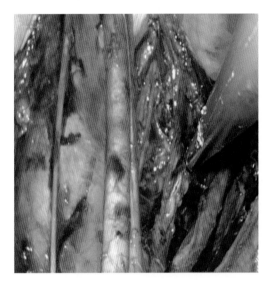

图 14-23　清扫闭孔淋巴结

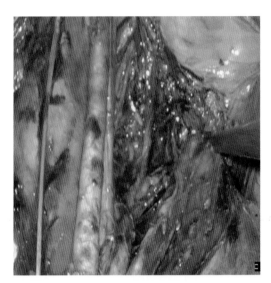

图 14-24　解剖输尿管图

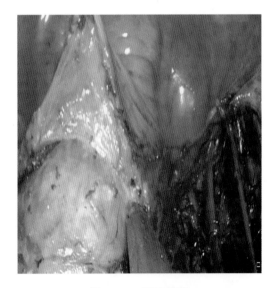

图 14-25　下推膀胱

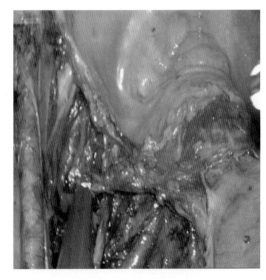

图 14-26　远端切断子宫动脉

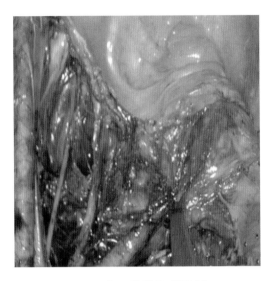

图 14-27　打开输尿管"隧道"-1

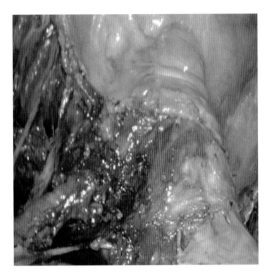

图 14-28　打开输尿管"隧道"-2

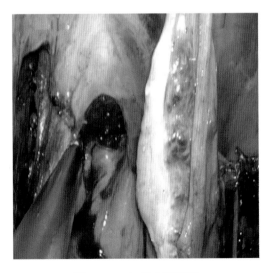

图 14-29　打开直肠侧窝

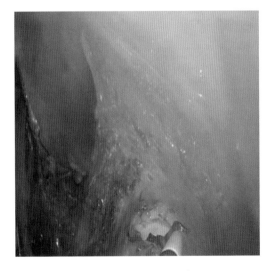

图 14-30　扩大切下子宫 -1

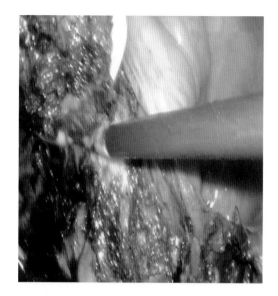

图 14-31 扩大切下子宫 -2

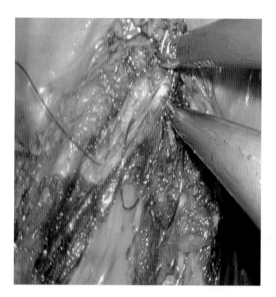

图 14-32 倒刺线缝合阴道残端

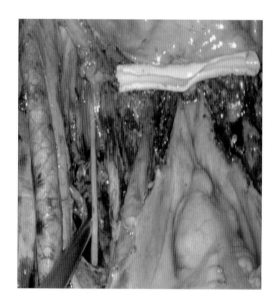

图 14-33 留置 T 管引流

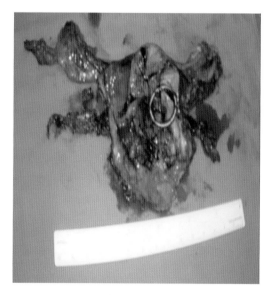

图 14-34 宫颈癌切除之标本

三、单孔腹腔镜手术治疗卵巢癌

（一）卵巢癌（ovarian cancer）

是一种恶性程度极高的妇科肿瘤，其发病率仅次于乳腺癌，而死亡率居妇科恶性肿瘤首位。目前研究显示，超过 60 % 的原发性卵巢恶性肿瘤是上皮性卵巢癌，但因其早期临床症状隐匿，大部分患者就诊时已为晚期。对于这部分病人的治疗，目前公认的治疗方案是进行肿瘤细胞全面分期手术或肿瘤细胞减灭术，必要时术后联合化学治疗，而传统的手术方式多为经腹进行。自从 Reich 等在 1990 年首次报道应用腹腔镜治疗 I 期卵巢癌之后，Querleu 等在 1994 年对 8 例腹腔镜分期术后的患者进行了再次早期卵巢肿瘤开腹分期手术，研究发现应用腹腔镜进行的分期手术与开腹分期结果一致。随后又陆续有不少腹腔镜下卵巢肿瘤细胞减灭术相关报道，相关结果经统计学分析提示腹腔镜手与经腹手术在淋巴结切除数、大网膜大小、转移灶识别等分期结果以及治疗效果方面差异无统计学意义。但对于单孔腹腔镜下的因卵巢恶性肿瘤手术，因其难度大，目前相关报道较少。2009 年及 2010 年，Fader A N 等分别报道了 1 例和 6 例单孔腹腔镜下的卵巢癌手术；2014 年，Quaranta D 等报道了 33 例单孔腹腔镜下的卵巢癌手术，结果均证实相比于开腹手术，单孔腹腔镜手术在治疗卵巢癌方面是一种可行的、安全的治疗方法。

（二）单孔腹腔镜手术治疗早期卵巢癌存在的优势

1. 兼有诊断、治疗的作用；
2. 手术切口小、时间短、对腹腔干扰小、盆腔粘连少；
3. 患者痛苦少，可早期下床活动，减轻了发生长期卧床并发症的风险；
4. 因脐部切口 2 ～ 3cm，相较于传统腹腔镜 1cm 的切口，标本取出更容易。有时可以将肠管直接经切口暴露于体外，进行转移灶的切除甚至肠管的切除与吻合。目前来说，腹腔镜在早期卵巢癌的诊断和治疗中已广泛应用，相比于开腹手术优点众多。但早期卵巢癌的单孔腹腔镜手术目前仍处于探索阶段，术前应严格把握手术适应证，并对病情及局部解剖进行充分了解，术中应当由腹腔镜手术经验丰富的医师主刀或进行指导，同时应采取有效预防肿瘤播散的措施。

四、恶性肿瘤单孔腹腔镜手术禁忌证

1. 有多次腹部手术史或术中发现手术部分粘连严重者，或需要多孔才能完成的手术
2. 全身身体情况不能耐受麻醉或腹腔镜手术者
3. 巨大盆腔肿物或无单孔腹腔镜操作经验者

4．子宫颈癌Ⅱb期及以上者

5．子宫内膜癌Ⅲ期或者Ⅴ期患者

6．伴有重要脏器功能障碍，伴凝血功能障碍者

7．伴有腹腔严重感染、腹膜炎者

8．严重的盆腹腔粘连，无法顺利放置腹腔镜者

9．脐部发育异常者

总之，单孔腹腔镜下的妇科恶性肿瘤手术是一种可行的、安全的手术方式，虽然目前文献报导的病例数量不多，但相信随着医生手术经验的增加与技术的培训，腹腔镜设备与器械的不断更新改良，特别是机器人手术与单孔腹腔镜的融合，将会使单孔腹腔镜手术在妇科肿瘤手术中有更广泛的应用前景。

（刘木彪　孙大为）

参考文献

[1] Fader A N, Escobar P F. Laparoendoscopic single-site surgery（LESS）in gynecologic oncology：technique and initial report. Gynecol Oncol, 2009, 114（2）：157-161.

[2] 刘木彪，蔡慧华. 全国首例单孔腹腔镜手术治疗妇科恶性肿瘤. 南方医科大学学报，2011（09）：1619-1621.

[3] Fagotti A, Boruta D N, Scambia G, et al. First 100 early endometrial cancer cases treated with laparoendoscopic single-site surgery：a multicentric retrospective study. Am J Obstet Gynecol, 2012, 206（4）：351-353.

[4] Fanfani F, Rossitto C, Gagliardi M L, et al. Total laparoendoscopic single-site surgery（LESS）hysterectomy in low-risk early endometrial cancer：a pilot study. Surg Endosc, 2012, 26（1）：41-46.

[5] Querleu D, Leblanc E, Castelain B. [Pelvic lymphadenectomy under celioscopic guidance]. J Gynecol Obstet Biol Reprod（Paris），1990, 19（5）：576-578.

[6] Garrett L A, Boruta D N. Laparoendoscopic single-site radical hysterectomy：the first report of LESS type Ⅲ hysterectomy involves a woman with cervical cancer. Am J Obstet Gynecol, 2012, 207（6）：511-518.

[7] Tergas A I, Fader A N. Laparoendoscopic single-site surgery（LESS）radical hysterectomy for the treatment of early stage cervical cancer. Gynecologic Oncology, 2013, 129（1）：241-243.

[8] Desai R, Puntambekar S P, Lawande A, et al. More with LESS：a novel report of

nerve sparing radical hysterectomy performed using LESS. J Minim Invasive Gynecol，2013，20（6）：886-890.

[9] Fagotti A，Ghezzi F，Boruta D M，et al. Minilaparoscopic radical hysterectomy（mLPS-RH）vs. laparoendoscopic single-site radical hysterectomy（LESS-RH）in early stage cervical cancer：a multicenter retrospective study. J Minim Invasive Gynecol，2014.

[10] Boruta D M，Fagotti A，Bradford L S，et al. Laparoendoscopic single-site radical hysterectomy with pelvic lymphadenectomy：initial multi-institutional experience for treatment of invasive cervical cancer. J Minim Invasive Gynecol，2014，21（3）：394-398.

[11] Reich H，Mcglynn F，Wilkie W. Laparoscopic management of stage I ovarian cancer. A case report. J Reprod Med，1990，35（6）：601-604，604-605.

[12] Querleu D，Leblanc E. Laparoscopic infrarenal paraaortic lymph node dissection for restaging of carcinoma of the ovary or fallopian tube. Cancer，1994，73（5）：1467-1471.

[13] Fader A N，Rojas-Espaillat L，Ibeanu O，et al. Laparoendoscopic single-site surgery（LESS）in gynecology：a multi-institutional evaluation. Am J Obstet Gynecol，2010，203（5）：501.

[14] Quaranta D，Lambaudie E，Heinnemann M，et al. Evaluation of single-port laparoscopy for peritoneal carcinomatosis assessment in advanced ovarian cancer. Eur J Obstet Gynecol Reprod Biol，2014，181：60-65.

精选参考文献

[1] Fagotti A，Boruta D N，Scambia G，et al. First 100 early endometrial cancer cases treated with laparoendoscopic single-site surgery：a multicentric retrospective study. Am J Obstet Gynecol，2012，206（4）：351-353.

本文作者回顾性分析了单孔腹腔镜在早期子宫内膜癌手术中的可行性和围手术期结果：100例病人完成了完全性子宫切除和双侧附件切除，其中75例进行盆腔和腹主动脉旁淋巴结切除。平均切除盆腔淋巴结17个（1～33个），腹主动脉旁淋巴结7个（2～28个）。当进行淋巴结切除分期时，手术平均手术时间（129min；45～321min）和失血量（70ml；10～500ml）均有明显增加（$P = 0.001$）。4例术中和4例术后发现并发症。1例中转传统腹腔镜，1例中转开腹手术。病人术后的美容效果好，术后疼痛减小。作者认为单孔腹腔镜手术减少手术创伤，在早期子宫内膜癌治疗中是可行的。

[2] Garrett L A，Boruta D N. Laparoendoscopic single-site radical hysterectomy：the first report of LESS type III hysterectomy involves a woman with cervical cancer. Am J Obstet Gynecol，2012，207（6）：511-518.

单孔腹腔镜手术是微创手术观念的一种具体实施体现，本文作者报道了首例单孔腹腔镜下Ⅲ型宫颈癌根治性子宫切除。

第十五章
单孔腹腔镜的阴道骶骨固定术

近年来对于子宫脱垂的治疗提出了许多的新的理念，通过阴式、腹式或腹腔镜手术均可以达到相似的手术效果。要进行子宫脱垂手术，不但要熟悉盆底肌肉、筋膜、韧带的解剖知识。了解盆底韧带、筋膜以及子宫韧带的起止。而且，要根据患者的病情选择合适的手术方式。手术的目的是尽可能恢复盆底支持结构和功能。

传统经阴式或腹式进行的子宫脱垂骶骨固定术已被广泛应用于临床并证实有较高的成功率和较低的复发率。但开放性手术的一系列并发症却难以避免：感染、出血、术后肠黏连、肠梗阻等。为此，微创手术（传统腹腔镜，单孔腹腔镜，机器人手术）在治疗阴道脱垂中都展现出了巨大的优势：安全、舒适、恢复快、住院周期短、并发症少以及更好的美容效果。

一、修复原理

子宫从正常位置沿阴道下降或脱出，当宫颈外口达坐骨棘水平以下，甚至子宫全部脱出阴道口以外，称子宫脱垂。

目前普遍认为，盆腔器官脱垂来源于盆腔支持结构的损伤：包括肌肉筋膜的损伤，继发于神经损伤的肌肉功能障碍，和（或）两者兼具。手术目的在于恢复正常子宫及阴道解剖位置，提供盆底支撑，缓解症状，改善排尿、排便功能及性功能。

手术可以选用自体组织或人工补片。传统术式中常用通过自体组织的缝合、悬吊来维持子宫正常位置，但由于多数子宫脱垂患者盆底组织松弛，该术式复发率较高。人工合成补片弥补了这一缺陷，大大提高了手术成功率，降低了复发率。目前是采用网状聚丙烯纤维材料缝合于骶骨岬和阴道穹窿之间，并进行悬吊，恢复并维持子宫正常位置。

二、术前评估

完整的术前评估包括：详细的病史及症状。是否有排尿、排尿及性功能异常？是否伴有压力性尿失禁？（如伴有压力性尿失禁，需进行相关尿动力学检查）；POP-Q评分。

三、手术步骤

（一）术前准备

术前备皮、肠道准备、留置尿管；患者摆仰卧截石位，全身麻醉；取脐孔附近切口约2.5cm切开，达腹直肌鞘（通过此孔送入所需缝合线）；经脐孔置入单一孔道多通路及数个5mm trocar。置入可弯曲的5mm镜头（也可用5mm 30°的加长直镜头替代）。气腹满意后，摆头低脚高体位。

（二）分离阴道穹窿

置入举宫器，或可用卵圆钳夹持举宫海绵置于阴道后穹窿，帮助维持穹窿位置。切开、分离子宫膀胱反折腹膜，下推膀胱。切开、分离子宫直肠反折腹膜，下推直肠。选取宫颈水平阔韧带内无血管区进行分离，充分暴露宫颈阴道部分。

（三）分离骶骨岬

超声刀切开、分离骶骨岬前腹膜，暴露骶骨岬（注意：此处血管密集，在分离过程中应确切止血，或避开骶中部血管，一旦发生大出血，则会由于血管的挛缩，难以找到出血血管，造成止血困难）。

注意：为便于补片腹膜化，此步骤中沿吊带方向打开侧腹膜至子宫直肠窝水平。

（四）置入补片

将补片裁剪成Y型，经腹壁的单一孔道多通路送入腹腔。

（五）固定补片

应用非可吸收缝合线将Y型补片固定在阴道穹窿和骶骨岬之间。Y型两个短臂分别缝合于耻骨宫颈筋膜和子宫直肠筋膜，分别由远及近对称缝合4～6针。最后在阴道穹窿和子宫直肠窝筋膜之间加固6～8针。Y型补片长臂缝合于骶骨前的前纵韧带，保持适度的悬吊张力即可，切勿过紧或过松。

（六）补片腹膜化

植入的补片需要埋入右侧盆壁腹膜进行腹膜化，封闭死腔，防止肠管嵌顿。打开子宫直肠窝右后侧壁腹膜直到前纵韧带表面，将悬吊补片埋入，可吸收线连续或间断缝合腹膜，完成腹膜化。

四、并发症

（一）出血

出血可能发生在分离阴道穹窿及骶骨前时。在阴道穹窿处可通过电凝、缝合等方法进行有效的止血。在骶骨前的韧带中有纵行血管走行，一旦损伤易发生血管挛缩，识别困难。常导致大量出血。可以尝试用双极电凝、血管夹、骨蜡控制出血。如出血无法控制，需立刻中转开腹。

（二）输尿管和膀胱损伤

膀胱损伤可能发生在分离子宫膀胱反折腹膜的过程中。其次，补片网在前面缝合时可能无意中刺穿膀胱壁，术中需仔细探查，必要时需要及时缝合修补。

在暴露骶骨及将补片固定在骶骨的过程中有可能损伤输尿管。术中需预先探查清输尿管位置及走行，缝合过程中尽量远离输尿管。并在术后常规膀胱镜检查。

（三）肠道损伤

肠道损伤多发于松解粘连肠管或分离直肠阴道间隙的过程中。所有的盆底重建手术都需要进行彻底的肠道准备。排空的肠道不仅能防止感染，还可以减少手术视野的阻挡，并且在发生肠道损伤时，有机会进行一期修补。

注意：①单孔腹腔镜阴道骶骨固定术中建议使用超声刀、血管夹等快速止血设备，但应避免电热意外损伤。②术中缝合、打结较多，可采取体外打结技术。减少手术时间，降低手术难度。

五、总结

子宫脱垂的治疗可以通过阴式、腹式或微创手术来实现。多孔腹腔镜、机器人手术及单孔腹腔镜都是可行的微创方法。单孔腹腔镜下盆底重建术目前仍处于探索和发展阶段，其手术原则与传统腹腔镜相同。建议术中合理地应用高能量设备，适当降低手术难度。为了确保单孔腹腔镜的可行性和安全性，仍需要更多的手术报道来对比远期效果。随着新技术的研发，手术技巧的进步、新器械的使用，微创盆底重建术将开启新的篇章。

（苗金田　卢美松）

参考文献

[1] 王建六. 应客观评价腹腔镜在盆底重建手术中的应用. 中国实用妇科与产科杂志，

2010（1）：17-19.

[2] 王玉玲，柳晓春，谢庆煌. 腹腔镜下高位宫骶韧带悬吊术与经阴道骶棘韧带固定术治疗年轻子宫脱垂患者的临床效果评价. 实用妇产科杂志，2014，30（004）：273-277.

[3] 昊燕菁，单淑芝，石彬. 腹腔镜下骶骨阴道固定术 7 例临床分析. 实用妇产科杂志，2012，28（8）：696-698.

[4] Benson A D，Kramer B A，Wayment R O，et al. Supracervical robotic-assisted laparoscopic sacrocolpopexy for pelvic organ prolapse. JSLS，Journal of the Society of Laparoendoscopic Surgeons，2010，14（4）：525-530.

[5] Lee H J，Lee Y S，Koo T B，et al. Laparoscopic management of uterine prolapse with cystocele and rectocele using "Gynemesh PS". Journal of laparoendoscopic & advanced surgical techniques，2008，18（1）：93-98.

第十六章
与妇科单孔腹腔镜手术
相关的外科手术

单孔腹腔镜外科手术类似于经自然腔道外科手术，其目的是为了进一步减少创伤。通常手术适应证与传统的腹腔镜手术大致相同，最初的单孔腹腔镜手术器械还没有上市以前，许多国内的学者用现有的器械也能够很好地完成手术，当专用的单孔腔镜手术器械问世后，手术的难度在一定程度上有所降低，然而目前单孔腹腔镜手术在外科的推广并不似预期的那样迅速，外科医生更多的是考虑到技术难度提高和相对高的医疗成本。国内外的文献显示单孔腹腔镜手术技术是可行、安全、高效的，手术的安全性依赖于术者的丰富经验和技巧。单孔腹腔镜手术可以给患者更好的美容效果、更少的术后疼痛、更快的恢复时间，这些是其潜在的优点。目前最常见的单孔腹腔镜手术包括腹腔镜胆囊切除术、结肠切除术和阑尾切除手术。

一、单孔腹腔镜胆囊切除术

单孔腹腔镜胆囊切除术由于其更好的美容结果和更快的恢复时间，是单孔腹腔镜外科手术中最早开始、推广相对较为广泛的技术之一。与传统（三孔或四孔）腹腔镜胆囊切除术相比，目前单孔腹腔镜胆囊切除术的手术适应证需除外：患者体重指数（BMI）> 35 kg / m²；急性胆囊炎或胆囊穿孔；既往的上腹部手术史。

手术切口通常选择位于脐下缘的横向或弧形的 20mm 通切口（图 16-1）。使用单孔腹腔镜专用的特殊穿刺套管进入腹腔制造气腹。有外科医生用长直针穿刺腹壁对胆囊进行缝合，目的是对胆囊进行牵拉，帮助显露胆囊三角，但这个额外的穿刺可能会增加腹部血管或神经损伤的风险。大多数外科医生直接用脐部单一套管可以很好地完成全部手术。与传统腹腔镜相似单孔腹腔镜胆囊切除术使用 30° 的镜头，但单孔腔镜技术的发展也推动了镜头的发展，例如，奥林巴斯的 Endoeye 高清 II 或 Endoeye Flex 3

D 镜头，或卡尔 Storz 的 EndoCAMeleon 镜头，特殊的镜头有利于手术视野，但同样也会相应地增加成本和手术费用。胆囊切除术手术过程与传统的手术方法没有区别，可以使用与三孔腔镜手术相同的手术器械，也可以使用单孔手术专用的弯曲的器械，这取决于外科医生的习惯和灵活性（图 16-2）。胆囊管和囊性动脉结扎可以用生物夹等组织闭合夹，也有少数外科医生使用超声刀或双极凝血。总之，单孔腹腔镜推广的受限是因为操作时间延长、更高的成本和费用。研究表明，在适应证范围内的单孔腹腔镜胆囊切除术是安全可行的。潜在的好处是切口愈合后的美观和术后疼痛的减轻图（图 16-2）。

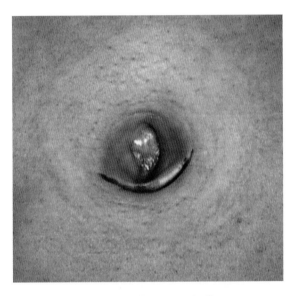

图 16-1 脐下缘 20mm 弧形切口

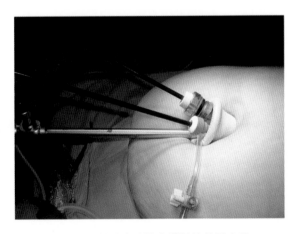

图 16-2 单孔腹腔镜中器械的位置安排

二、单孔腹腔镜结肠切除术

虽然目前没有随机化和前瞻的研究结果，但目前的研究表明，单孔腹腔镜结肠切除术是安全可行的，可以替代传统腹腔镜结肠切除术。其禁忌证目前包括：既往的剖腹手术或体重指数 > 35。麻醉后患者截石体位，脐下缘或脐部下方切口，长约 3 ～ 4cm（见图 16-1）。为了适用于更复杂的解剖要求，单孔 4 腔道 port 已经应用于临床，手术的关键在于是否能够给予即将解剖部位一个足够的张力，尤其在解剖肠系膜并进行淋巴清扫时。术后可以通过延长切口至 5 ～ 6cm，取出标本。吻合的过程根据切除的肠管部位可以考虑在腹腔内用吻合器吻合，或提出体外进行吻合。单孔腹腔镜结肠切除术可以带来美观的腹壁切口和更快的愈合时间，但缺点是手术费用高、手术时间延长和手术难度的增加。

三、单孔腹腔镜阑尾切除术

急慢性阑尾炎的诊断性腹腔镜检查和腹腔镜切除是比较成熟的腔镜技术，与其他单孔腹腔镜外科手术相比，阑尾切除术相对简单而少并发症，而且切除的阑尾标本可以通过单孔设备取出，不需延长切口。阑尾系膜和动脉的处理可以应用生物夹或切割闭合器。

四、单孔腹腔镜胰体尾切除术

单孔腹腔镜进行胰体尾切除术的文献例数相对少，与患病率和手术复杂程度相关。通常选择胰体尾良性肿瘤患者，患者采用平卧腿分开、大字体位（图 16-3），脐部 3cm 切口，显露胰体尾，沿胰体尾下缘切开浆膜层，注意勿损伤脾血管。胰腺断端用 Endo GIA 切割闭合器离断（图 16-4），部分患者可酌情加用缝合技术加固胰腺断端，以防止胰瘘的发生。

五、单孔腹腔镜疝囊高位结扎术

由于开放疝囊高位结扎将疝囊与输精管和精索充分游离，损伤重，因而单孔技术对于小儿腹股沟斜疝的应用显得尤为强烈的优势。患者仰卧头低位，手术台向健侧倾斜 15°～ 30°，经脐置入 0° 镜，观察内环口及精索血管、输精管、腹壁下动脉的位置，避开重要结构进行内环口的缝合。此种方法创伤小，复发率低，可单一切口同时处理双侧疝。

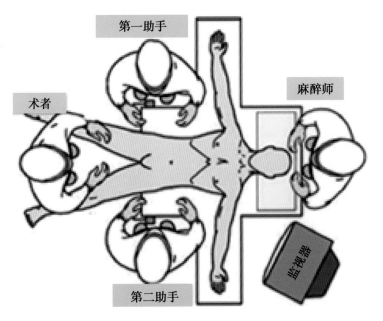

图 16-3　单孔腹腔镜胰体尾切除术患者体位和术者助手位置

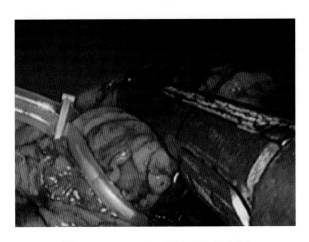

图 16-4　Endo GIA 切割闭合器离断

六、单孔腹腔镜左肝血管瘤切除术或肝段切除术

通常选择位于左肝外侧叶的肝血管瘤作为手术适应证，术中辅助超声刀，先离断肝圆韧带、镰状韧带及左侧三角韧带，显露肝血管瘤，超声刀切除肝，大血管和胆管分别用组织闭合夹夹毕，肝断面双极电凝仔细止血。

七、单孔腹腔镜胃大部切除术

目前有单孔腹腔镜进行胃癌根治术、胃良性溃疡的胃大部切除术、胃间质肿瘤切除术等报道。患者仰卧、大字体位，绕脐切口，术者位于两腿之间，持镜医生位于患者右侧，术者用超声刀或 LigaSure 进行游离及淋巴结清扫，切割闭合器离断胃并进行吻合。

八、单孔腹腔镜袖状胃切除术和胃旁路手术

腹腔镜胃旁路 Roux-en-Y 手术已经成为减重手术的金标准，单孔腹腔镜的胃旁路手术难点在于左肝对于手术视野的遮挡，不同的研究者分别采用不同的悬吊方式将左肝悬吊于腹壁上，手术步骤与器械与常规的腹腔镜胃旁路手术相同。

九、单孔腹腔镜肾切除术

术前准备及麻醉同常规腹腔镜肾切除术，患者取 45° 健侧卧位，绕脐切口逐步建立气腹，30° 镜，使用 5mm 超声刀游离和显露，先将输尿管和生殖静脉从腹主动脉（左侧）或下腔静脉（右侧）侧面游离，显露腰大肌，再向头侧游离肾门。分别用组织闭合夹处理肾动脉、深静脉，也可以用直线切割闭合器 Endo-GIA 一并处理。保留肾上腺，用组织闭合夹处理输尿管。但由于手术操作区域显露不良、难以制造牵拉张力，手术难度增加。

十、单孔腹腔镜脾切除术

患者全麻后仰卧位，两腿分开，左肩背部抬高 15°~20°，术者位于患者两腿之间，持镜者位于患者右侧，脐部切口建立气腹。超声刀离断胃结肠韧带；向上游离脾胃韧带，胃短血管可用超声刀离断，也可用闭合夹处理；切断脾结肠韧带并抬起脾下极以显露脾门后方的脾肾韧带，超声刀将其离断；继续向上由外侧离断脾膈韧带。在脾门处解剖脾蒂，直线切割闭合器将其离断闭合。标本袋装入脾后分次取出脾组织。

十一、单孔腹腔镜肾上腺切除术

患者健侧卧位，略向后倾，腰部略抬高，头高足低位，脐下缘切口置入单孔多通道设备，于结肠旁沟切开腹膜，切断脾肾韧带或肝肾韧带，牵开结肠脾曲或游离十二指肠及结肠肝曲，打开 Gerota 筋膜，在 Gerota 筋膜内游离肾上腺，找到肾上腺中央静脉，用组织闭合夹夹闭后，切断中央静脉，切除肾上腺肿瘤，并充分止血。

十二、单孔腹腔镜治疗贲门失弛缓症及食管裂孔疝

患者仰卧大字体位，术者位于两腿之间，脐部气腹，超声刀打开肝胃韧带，显露右侧膈肌角及食管下段；游离胃大弯、胃底至食管左缘，显露左侧膈肌角，并将胃食管交界处前方浆膜打开。自右膈肌角于食管后方做隧道，与食管胃底侧相通后，纵行打开食管下段 Hell 肌 5 ~ 8cm，同样方法切至贲门下 2cm。然后行 Dor 缝合。

（李秉璐）

参考文献

[1] Kim HI，Lee LL，Lee YS，et al（2010）．Single-port transumbilical laparoscopic appendectomy：43 consecutive cases．Surg Endosc Other Interv Techn 24（11）：2765-2769．

[2] Carus T（2010）．Single-port technique in laparoscopic surgery．Chirurg 81：431-439．

[3] Saad S，Strassel V，Sauerland S（2013）．Randomized clinical trial of single-port，minilaparoscopic and conventional laparoscopic cholecystectomy．Br J Surg 100：339-349．

[4] Hopping JR，Bardakcioglu O（2013）．Single-port laparoscopic righthemicolectomy：intermediate results．JSLS 17：5-8．

[5] Vestweber B，Straub E，Kaldowski B，Paul C，et al（2011）．Singleport Kolonchirurgie．Techniken und Indikationen．Chirurg 82：411-418．

[6] Misawa T，Ito R，Futagawa Y，et al（2012）．Single-incision laparoscopicdistal pancreatectomy with or without splenic preservation：how we do it．Asian J Endosc Surg 5：195-199．

[7] Dianbo Yao，Shuodong Wu，Yu Tian，et al（2014）．Transumbilical single-incision laparoscopic distal pancreatectomy：primary experience and review of the English

literature．World J Surg 38：1196-1204．

[8] Filipovic-Cugura J，Kirac I，Kulis T，et al（2009）Single-incision laparoscopic surgery（SILS）for totally extraperitoneal（TEP）inguinal hernia repair：first case．Surg Endosc 4：920-921．

[9] Zhao G，Hu M，Liu R，et al（2011）．Laparoendoscopic single-site liver resection：a preliminary report of 12 cases．Surg Endosc，25：3286-3293．

[10] Nonaka T，Hidaka S，Takafumi A，et al．Single-incision laparoscopy-assisted subtotal gastrectomy for intractable gastric ulcer：a case report．Surg Laparosc Endosc Percutan Tech 2012，22：e210．．

[11] Ozdemir BA，Thomas RL，Soon Y．Single-port laparoscopic subtotal gastrectomy with DIalpha lymphadenectomy．Surg Innov 2011，18：NP1．

[12] Saber AA，El-Ghazaly TH．Early experience with single incision transumbilical laparoscopic adjustable gastric banding using the SILS Port．Int J Surg，2009，7：456．

[13] Chen YS，Wu SD，Jing K（2014）．Transumbilical single-incision laparoscopic subtotal gastrectomy and total intracorporeal reconstruction of the digestive tract in the treatment of benign peptic ulcers．Journal of surgical research，421-425．

[14] Reavis KM，Hinojosa MW，Smith BR，et al（2008）Single-laparoscopic incision transabdominal surgery sleeve gastrectomy．Obes Surg，11：1492-1494．

[15] Denis Pitot，Mazen Takieddine，Ziad Abbassi，et al（2014）．Pure transumbilical SILS gastric bypass with mechanical circular gastrojejunal anastomosis feasibility．Surg Endosc，28：3007-3011．

[16] Raman JD，Bagrodia A，Cadeddu JA（2008）Single-incision，umbilical laparoscopic versus conventional laparoscopic nephrectomy：a comparison of perioperative outcomes and shortterm measures of convalescence．Eur Urol，5：1198-1204．

[17] 张旭、马鑫、朱捷（2009）．经脐单孔腹腔镜肾切除术 2 例报告，临床泌尿外科杂志，2009，24（8）：568-571．

[18] Park AE，Birgisson G，Mastrangelo MJ，Marcaccio MJ，Witzke DB．Laparoscopic splenectomy：Outcomes and lessons learned from over 200 cases．Surgery 2000；128：660-667．

[19] Wu SD，Fan Y，Kong J，Su Y．Transumbilical single-incision laparoscopic splenectomy plus pericardial devascularization using conventional instruments：Initial experience of 5 cases．J Laparoendosc Adv Surg Tech A，2013，23：150-153．

[20] 朱贤鑫、朱凌峰、吴卫真．自制套管单孔后腹腔镜下肾上腺肿瘤切除术．临床外科杂志，2012，20（6）：415-416．

[21] Denis Pitot，Mazen Takieddine，Ziad Abbassi，et al．Pure transumbilical SILS gastric bypass with mechanical circular gastrojejunal anastomosis feasibility．Surg

Endosc，2014（28）：3007-3011．

精选参考文献

[1] Kim HI，Lee LL，Lee YS，et al．Single-port transumbilical laparoscopic appendectomy：43 consecutive cases．Surg Endosc Other Interv Techn 24（11）：2765-2769．

本文作者报道43例因急性阑尾炎行单孔腹腔镜阑尾切除手术，经脐部单孔手术平台用外科手套建立。腹腔内手术操作步骤与传统腹腔镜手术相同。切除阑尾通过手套中的一个指套取出。作者认为单孔腹腔镜手术切除阑尾，手术时间较传统腹腔镜长，但美容效果好。单孔腹腔镜手术在急性阑尾炎手术中是可行的。

第十七章
阴道入路单孔腹腔镜手术

NOTES（natural orifice transluminal endoscopic surgery，NOTES）是一种利用自然腔道的新概念手术，是指经自然腔道（胃、直肠、膀胱或阴道）置入软性内镜，通过自然腔道切口进入腹腔开展手术，具备腹壁无瘢痕、术后疼痛更轻、更微创、美观、住院时间短、麻醉风险小、费用低等优势。经阴道 NOTES 可明显减轻或消除手术后疼痛，达到理想美容效果。由于体表瘢痕隐蔽，患者心理接受度较高。

一、阴道入路的优势

（一）入路简单
阴道是妇女自然开放的通道，其后穹窿切口进入简单，无需避开丰富的血管神经，多年来许多妇科 NOTES 手术操作可通过阴道途径顺利完成。

（二）操作空间充足
道格拉斯陷窝直径介于 20mm 和 34mm 之间，足以适合常规的妇科手术操作。

（三）阴道壁及韧带的弹性充足
阴道壁内富含的弹性纤维可以使阴道保持充足的弹性，适宜临时性扩张，方便置入套管针和腹腔镜等器械，而不造成阴道壁的后壁及其附属结构的相应损伤。

（四）直观
由于道格拉斯窝为人体最低处，经阴道途径置入内窥镜可提供较为直观的视野。

（五）切口关闭简单
在直视下可吸收线缝合阴道后穹窿切口技术是较为普遍可靠和成熟的闭合方式，不留瘢痕，无需昂贵的设备。

（六）降低血管损伤风险
在仪器指导下操作直观，可避开主要血管；道格拉斯窝周围无重要神经，可避免神经损伤。

（七）注气压力低

为检查需要，经阴道 NOTES 操作的气腹压力，可以小于 9mmHgCO$_2$，低于传统的 14mmHg，这将使手术操作在硬膜外麻醉下进行。

（八）术者舒适

因手术医生可以坐下来进行操作，增加操作者的舒适度。

（九）容易消毒

阴道比较容易消毒，可最大限度地降低腹腔污染的风险。

（十）美观

经阴道入路手术，使得腹部不留瘢痕，符合当今提倡的微创手术原则及审美观点。

二、阴道入路的缺点

由于阴道手术视野小，暴露差，操作困难，技术要求高，尤其子宫大、活动度差、盆腔有粘连时，手术失败的机会增多和并发症的增加，这些因素制约了经阴道入路手术的普及。

（一）有性别局限

NOTES 手术中阴道后穹窿切开术包括：在直视下使用传统手术器械切开术；腹腔镜引导下于阴道后壁应用套管针穿刺术。尽管此操作已经非常成熟，经阴道入路途径只限于女性，故难以广泛推广应用。

（二）脏器损伤

包括膀胱损伤、输尿管损伤、结直肠损伤、小肠损伤、盆腔血肿、输尿管阴道瘘、外阴撕裂伤、膀胱损伤、血尿等。尽管阴式子宫切除术经道格拉斯陷窝的操作简单而成熟，但仍有相邻脏器损伤的风险，可通过经脐部引导监视手术操作而避免。

（三）阴道瘢痕、粘连

经阴道 NOTES 手术会在阴道内形成瘢痕和阴道粘连，引起性交困难或降低生育能力。对有生育要求的妇女为相对禁忌。

（四）阴道壁皮下气肿

阴道壁皮下气肿的发生可能与气体灌注器以及灌注气体的使用和手术中行组织切开的筋膜室有关。

（五）技术要求高培训周期长

单孔腹腔镜手术有专用的手术器械，单孔操作违背了传统的三角分布原则，经阴道的单孔腹腔镜手术需要适当翻转以获得理想的手术视野，要求术者有熟练的操作技巧，需经过严格的操作训练和丰富的传统的多孔腹腔镜手术经验。目前，国内外尚无 NOTES 医师资质认证机构和严格的程序，NOTES 手术的学习曲线需要在丰富的传统的多孔腹腔镜手术基础之上，进行单孔腹腔镜手术的理论和模拟器的培训，其技术要求高而培训周期漫长。

三、阴道入路的禁忌证

（一）有生育要求

这种操作可能会形成粘连导致医源性不孕。因此，有生育要求的患者应该避免经阴道 NOTES。

（二）严重的子宫内膜异位

子宫内膜异位症多数有道格拉斯陷窝封闭，经阴道途径可增加毗邻脏器的损伤。

（三）既往盆腔手术史

既往有盆腔炎症性疾病或盆腔疾病手术史应被视为对本途径的禁忌。

（四）阴道炎

对有关 NOTES 潜在感染的担心是近几年一直讨论的热点。感染类型包括尿道感染、道格拉斯陷窝脓肿形成、入路切口感染、阴道假丝酵母菌病和细菌性阴道炎等。术前，通过局部治疗和口服抗生素对阴道炎积极治疗，以防止炎症扩散至腹膜腔形成腹膜炎。

（五）子宫重度后屈

当子宫重度后屈时，使得阴道 NOTES 操作空间完全消失，使得经阴道途径操作难度加大，增加盆腔脏器损伤风险。

（六）可疑盆腔恶性肿瘤

盆腔恶性肿瘤需进行完整的手术分期，经阴道 NOTES 无法进行最佳的手术分期，增加肿瘤细胞破裂和手术源性播散。

四、阴道入路的技术困难

（一）空间定位易混乱

目前，对于 NOTES 空间定位的阻碍主要是由软式内镜的自身特点所决定。单纯使用软式内镜进行 NOTES 时其附属器械大多不能充分伸缩，有时亦不能充分认清手术中解剖结构，在进行翻转操作时，也容易造成空间定位的混乱。要解决此难题，目前的方法是使用硬性内镜。然而，硬性内镜的使用仅适合经阴道途径和经直肠途径 NOTES，或者在行混合 NOTES 时有其潜在的可行性。另外，值得关注的是，NOTES 入路时空腔脏器切口的位点选择可能也会对腹腔内空间定位产生一定的影响。

（二）缺少手术操作三角

经阴道入路就是从阴道置入器械，直接进入腹腔，手术视野是直视的，但是由于经阴道入路缺少三角，制约了器械运动和操纵。在腹腔内，内置镜不稳定导致术野局限，减低术者效率，增加手术时间。对于较复杂的手术，可采用两路视野进入的方法，使视野更全面。经阴道入路技术，上腹部手术可能会比盆腔操作更容易一些。经阴道

NOTES 作为一个可行的新兴技术，其发展需要解决的最重要问题是制造出能进行多种手术的，具备平衡性、灵活性、可操作性，使仪器在手术区域充分的收缩、移动，并能为外科医师提供直观视野的多功能操作平台。

（三）阴道后穹窿闭合的安全性

经阴道 NOTES 技术的基本保障是阴道后穹窿穿刺口的安全闭合，如何关闭阴道腔，避免感染、直肠阴道瘘、膀胱阴道瘘、阴道瘢痕狭窄、阴道粘连，是目前经阴道 NOTES 的研究热点。目前已有的闭合技术包括缝合、内镜止血夹夹闭、特殊设计的闭合装置、生物胶黏合及其他方法，需根据穿刺部位选择不同的闭合方式。

（四）手术操作平台局限

NOTES 是一项新兴的技术，传统内镜设备不足以胜任常规操作，拥有一个多功能操作平台非常关键。这个操作平台需要集光源、视野、牵拉、止血、切割、缝合等基本操作于一体，能满足手术需要。目前实施 NOTES 的手术器械仍不完善，国内目前仍未成立大公司的研发基地，缺乏理论与实践的结合，一些关键性的器械，比如内镜下缝合器械等尚不成熟，难以处理一些腹腔内意外并发症如出血、邻近脏器穿孔等，手术的安全性尚未能达到高度的有效保障。

目前有多家研究机构正在积极研发与 NOTES 相适应的设备，使 NOTES 操作体系不断完善与成熟，从而进一步减少 NOTES 手术过程中的困难及风险，缩短手术时间。最新应用到经阴道 NOTES 的多功能操作平台有允许硬性仪器配合软式内镜或硬性内镜同时操作的 TEM 平台和无切口手术操作平台（incisionless operation platform，IOP）。另外，一些更为高端的实验性操作平台和机器人控制系统，也有可能突破繁琐的监管制度正式应用到临床中来。

（五）暴露与牵拉

良好的手术视野暴露是手术成功的关键。经阴道入路的 NOTES 操作空间相对狭小，操作设备相对较少，保持良好的手术视野是 NOTES 最大的技术挑战之一。目前内镜在腹腔内翻转操作时很难对空间进行准确定位，且在狭小的内镜工作通道、视野下，以及使用与光源几乎同轴的器械操作，都会使术者产生强烈的空间不适应感，进而影响手术野的暴露。对于手术中的牵拉显露，目前较为成熟、应用较多的方法就是磁性锚定向导航系统技术。该技术通过在腹腔内置入磁铁，利用磁性技术，在体外通过变化位置及角度来牵拉腹腔脏器以达到良好暴露。该技术的最大优点就是可以灵活变换各个角度以适应术中对牵拉的要求。

五、经道格拉斯窝窥镜设备（The Transdouglas Endoscopic Device，TED）

NESA 设计了一个新的手术设备，即 Transdouglas 内窥镜检查装置（TED），适用于女性盆腔解剖结构。TED 是通过使用一个单一的入口，广泛的多渠道灵活的工具，使上腹部外科手术（胆囊切除术、肝活检、脾切除术等），以及在盆腔手术（子宫切除术、全膀胱切除术等）操作更加灵敏。该装置直径为 35mm，它由约直径 3 ~ 5mm 的工作通道，与气腹和控制系统集成。该装置有两个活动关节可以使 TED 形成"S"或"U"形。"S"形是专为在上腹部手术，"U"形专为盆腔操作而设计的。灵活性和广泛的视野是该装置的两个重要特点。

使用 TED 经道格拉斯途径的可预期缺点：用于分离，需要第二个端口，因为道格拉斯陷窝的切口尺寸有限，使这种操作局限；因为没有其他的仪器可以同时加入，所有必要的组件不得不被纳入设备中，导致设备操作空间较为拥挤。

六、NOTES 手术的临床应用

（一）NOTES 手术临床应用的由来和现状

经自然腔道内镜外科手术（natural orifice transluminalendoscopic surgery，NOTES）这个概念，是 1998 年由 Moran 提出的，指通过人体的自然腔道如口腔、肛门、尿道及阴道等置入软性内镜，分别穿刺空腔脏器如胃、直肠、膀胱及阴道后壁等到达腹腔，建立操作通道和气腹，在内镜下完成各种腹部外科手术。其目的是腹部无传统腹腔镜的创口，具有腹壁无瘢痕、术后疼痛轻、无腹壁切口感染、无切口疝及住院时间短等优点。

从 NOTES 的发展过程来看，Peter Wilk 于 1994 年首先描述了 NOTES 的基本概念。2004 年，Kalloo 等发表了一篇动物实验报告，经口置入胃镜，将胃镜经胃壁切口置入腹腔行腹腔探查及肝活检，正式确定了 NOTES 的概念。2005 年 Park 等发表了用双内镜及双通道内镜经胃胆囊切除术及胆囊—胃吻合的动物实验报告。Jagannath 等发表了双通道内镜经胃输卵管结扎术的文章。一般认为，法国 Marescaux 小组于 2007 年 4 月 2 日完成世界首例临床腹部无瘢痕的经阴道内镜胆囊切除术，这是人类第一次真正意义上的临床 NOTES 手术。

在中国，2001 年中国人民解放军总医院消化疾病中心的杨云生等开始经胃腹腔镜动物实验。2007 年李闻、孙刚等经胃和经结肠途径进行腹腔脏器探查的研究。2008 年 9 月，胡三元等通过经胃和经阴道两条途径完成了经胃胆囊和阑尾切除、经阴道胆囊和阑尾切除共 4 种手术的动物实验。在积累了一定动物实验经验的基础上，胡三元等于 2009 年 4 月为 1 例老年男性患者施行了 1 临床 NOTES 胃间质瘤切除及胆囊切除术。2009 年 5 月 24 日上午，山东大学腔镜微创外科研究所成功实施了国内首例经阴道内镜胆囊切除术。

2015 年 3 月，北京协和医院妇科孙大为等，完成了国内首例经阴道内镜输卵管切除术，患者是右输卵管壶腹部妊娠，方法是经脐和经阴道两条途径结合的混合式

NOTES 手术。具体做法是首先脐部置入 5mm trocar，形成气腹，并进入 5mm 腹腔镜镜头探查全腹腔，在其监视下切开阴道后穹窿，置入 Olympus 公司的 TriPort 单孔腹腔镜入路平台，维持气腹压力，3 个通路分别进入 5mm 的四方向电子腹腔镜（LTF-VP）、可旋转头分离钳（T174213）和双极电凝器械等，凝切右输卵管系膜及输卵管根部，切下之标本拉入 TriPort 中，一同完整取出。检查后，0 号可吸收线连续全层缝合阴道黏膜切口，手术时间 45 分钟。术后患者体温血象正常，无感染征象，无明显不适感，2 周血 HCG 达正常。结果初步证实，经阴道内镜输卵管切除术，治疗输卵管壶腹部妊娠是可行的（图 17-1 ～图 17-16）。

现状是当前 NOTES 的众多报道中以动物研究为主。临床报道的比例还相对较低，但是数据正在稳步增加。因为器械等的限制，大多数均为微小腹腔镜辅助下的混合 NOTES。

（二）经胃 NOTES 与阴式 NOTES 的比较

在一项国际多中心的 NOTES 临床研究中，收集了早期 362 例临床报道。主要的术式有经阴道胆囊切除（66.3%）、经阴道阑尾切除（10.2%）、经胃胆囊切除（8.01%）、经胃阑尾切除（3.87%）、经阴道乙状结肠直肠切除（30.31%）等。因为器械等的限制，大多数均为微小腹腔镜辅助下的混合 NOTES。

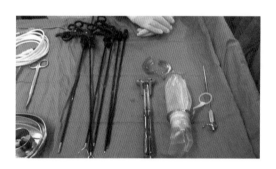

图 17-1　TriPort 单孔腹腔镜入路平台

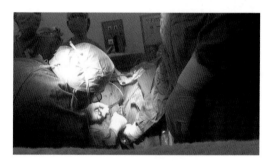

图 17-2　切开阴道后穹窿 -1

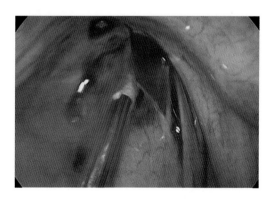

图 17-3　切开阴道后穹窿 -2

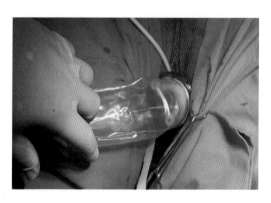

图 17-4　置入 TriPort -1

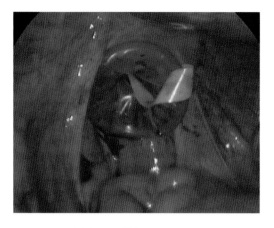

图 17-5　置入 TriPort -2

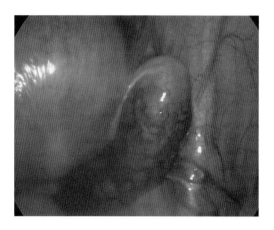

图 17-6　探查盆腔（经脐）

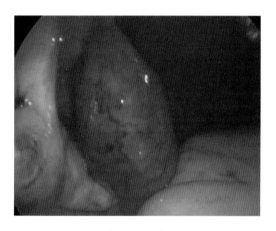

图 17-7　探查盆腔（经阴道）

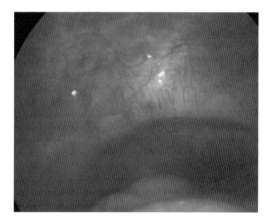

图 17-8　探查上腹腔（经阴道）

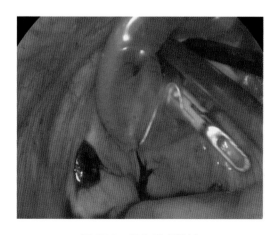

图 17-9　进入手术器械

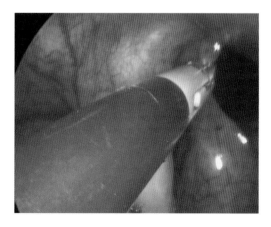

图 17-10　电凝切输卵管根部

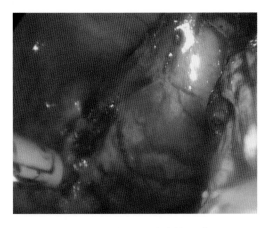

图 17-11　电凝切输卵管系膜

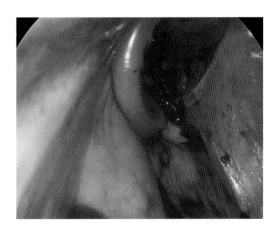

图 17-12　标本拉入 TriPort 中

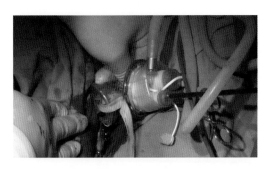

图 17-13　一同完整取出 -1

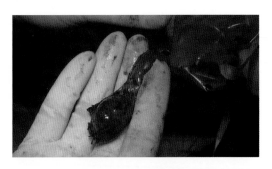

图 17-14　一同完整取出 -2

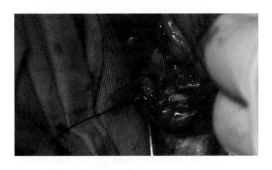

图 17-15　缝合阴道切口 -1

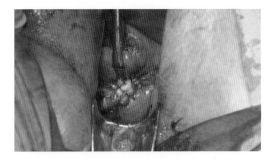

图 17-16　缝合阴道切口 -2

　　NOTES 早期研究以经胃途径为主。因为胃容积较大，操作空间比较充裕，对下腹部以及盆腔脏器可在直视下操作，能取得较好的视野效果，同时胃内的酸性环境有减少腹腔感染的可能。Kalloo 众多的实验研究已证实了经胃途径的可行性和安全性。最近经胃途径的腹壁疝修补术也已成功报道。而 Willingham 等则在当前最大的猪随机对照试验中，证实了经胃途径下 NOTES 和使用腹腔镜行胰尾切除术的存活率并无差异。

临床方面，经胃途径因为手术难度相对较大，与经阴道途径相比报道相对较少。经阴道途径切开缝合相对简单，感染并发症少且对于上腹部器官可在直视下手术，能取出较大标本，手术难度降低，所以应用最为广泛。Marescaux 实施的胆囊切除，腹部仍留有气腹针孔，严格意义上说不属于 Pure NOTES。而 Bessler 等则成功为一例 35 岁超声证实存在胆囊结石且伴胆绞痛的女性实施了全美第一例完全 NOTES 下的经阴道胆囊切除。Hensel 等通过回顾性病例对照研究发现，经阴道的 NOTES 胆囊切除与腹腔镜胆囊切除相比不仅创伤小，美容效果好，而且安全，恢复以及住院时间缩短，提示与 LC 这个公认的金标准相比，经阴道途径的胆囊切除与其并无差异，反而更具优势。Palanivelu 等报道了首例人体经阴道途径完全 NOTES 下的阑尾切除，取得满意效果。此外，人体完全经阴道肾切除术以及混合经阴道胃捆扎带减容术也已成功实施。但是经阴道途径的手术存在性别限制，无法在所有人群中开展。

可以认为，在现有技术条件下，经阴道入路比其他途径更加容易完成手术操作，穿刺孔闭合也比胃壁容易得多，而且通过术前阴道准备可有效控制腹腔感染，从而确立了安全可靠的经阴道 NOTES 手术通路。

总之，经阴道 NOTES 仍然是发展中的技术，尽管 NOTES 在妇科已经能够完成包括异位妊娠、卵巢良性肿瘤、子宫良性病变及早期恶性病变等疾病的治疗，具有安全性和可行性，但是它在妇科手术中的应用还处于初级阶段，而经阴道 NOTES 因受视野限制和骨盆内手术操作困难等原因，还处于探索阶段。随着腹腔镜技术的发展，单孔腹腔镜技术更加成熟，有理由相信，经阴道 NOTES 手术必将不断克服其局限性，在妇科手术领域中发挥更大的作用，体现其在微创手术中应用的真正价值。

（柳英兰　卢美松　孙大为）

参考文献

[1] NOSCA Joint Committee on NOTES. NOTES：where have we been and where are we going?. Gastrointest Endosc，2008，67（6）：779-780.

[2] Swain P. Nephrectomy and natural orifice translumenal endoscopy（NOTES）：transvaginal，transgastric，transrectal，and transvesical approaches. J Endourol，2008，22（4）：811-818.

[3] Zorron R，Maggioni LC，Pombo L，et al. NOTES transvaginal cholecystectomy：preliminary clinical application. Surg Endosc，2008，22（2）：542-547.

[4] Boni L，Dionigi G，Rovera F. Natural orifices transluminal endo-scopic surgery（NOTES）and other allied "ultra" minimally invasive procedures：are we loosing the plot?. Surg Endosc，2009，23（5）：927-929.

[5] Hensen JH，Puylaert JB. Endometriosis of the posterior cul-de-sac：clinical

presentation and findings at transvaginal ultrasound. AJR Am J Roentgenol. 2009；192（6）：1618-24.

[6] Akyol D1，Esinler I，Guven S，et al. Vaginal hysterectomy：results and complications of 886 patients. J Obstet Gynaecol. 2006；26（8）：777-81.

[7] 伍凤莉，罗立华，申桂华. 阴式子宫切除术适应证及并发症探讨. 实用妇产科杂志，2005；21（7）：439-440.

[8] Lehmann KS1，Ritz JP，Wibmer A，et al. Ann Surg. The German registry for natural orifice translumenal endoscopic surgery：report of the first 551 patients. 2010，252（2）：263-70

[9] Zorron R1，Palanivelu C，Galvão Neto MP，et al. Surg Innov. 2010，17（2）：142-58

International multicenter trial on clinical natural orifice surgery--NOTES IMTN study：preliminary results of 362 patients. 7（2）：142-58.

[10] 工思珍，工新波，戴洪山. 梗阻性黄疸对胰十二指肠切除术术后感染并发症的影响. 医学研究生学报，2011，24（4）：386 -389.

[11] Michalik M1，Orlowski M，Bobowicz M，et al. The first report on hybrid NOTES adjustable gastric banding in human. Obes Surg. 2011 Apr，21（4）：524-7.

[12] Decarli LA1，Zorron R，Branco A，et al. New hybrid approach for NOTES transvaginal cholecystectomy：preliminary clinical experience. Surg Innov. 2009，16（2）：181-6

[13] Sotelo R，de Andrade R，Fernández G，et al. NOTES hybrid transvaginal radical nephrectomy for tumor：stepwise progression toward a first successful clinical case. Eur Urol. 2010 Jan，57（1）：138-44.

[14] Cuadrado-Garcia A，Noguera JF，Olea-Martinez JM，et al. Hybrid natural orifice transluminal endoscopic cholecystectomy：prospective human series. Surg Endosc. 2011 Jan，25（1）：19-22.

[15] Nikfarjam M1，McGee MF，Trunzo JA，et al. Transgastric natural-orifice transluminal endoscopic surgery peritoneoscopy in humans：a pilot study in efficacy and gastrotomy site selection by using a hybrid technique. Gastrointest Endosc. 2010，72（2）：279-83.

[16] Cadeddu J1，Fernandez R，Desai M，et al. Novel magnetically guided intra-abdominal camera to facilitate laparoendoscopic single-site surgery：initial human experience. Surg Endosc. 2009；23（8）：1894-9.

[17] Horgan S，fhompson K，falamini M，et al. Clinical experience with a multifunctional，flexible surgery system for endolumenal，single}ort，and NO"fL，S procedures. Surg-Endosc，2011，25（2）：586- 592.

[18] Abu-Rafea b，Vilos GA，A1-Obeed O，et al. Monopolar electrosurgery through

single-port laparoscopy：a potential hidden hazard for bowel burns．J Minim Invasivc Gynecol，2011，18（6）：734-740．

[19] Lee YY1，Kim TJ，Kim CJ，et al．Single-port access laparoscopic-assisted vaginal hysterectomy：a novel method with a wound retractor and a glove．J Minim Invasive Gynecol．2009，16（4）：450-3．

[20] Yoon BS，Park H，Seong SJ，et al．Single-port versus conventional laparoscopic salpingectomy in tubal pregnancy：a comparison of surgical outcomes．Eur J Obstet Gynecol Reprod Biol．2011 Nov，159（1）：190-3．

[21] Fagotti A，Fanfani F，Marocco F，et al．Laparoendoscopic single-site surgery（LESS）for ovarian cyst enucleation：report of first 3 cases．Fertil Steril．2009 Sep，92（3）：1168．e13-6．

[22] Fader AN，Escobar PF．Laparoendoscopic single-site surgery（LESS）in gynecologic oncology：technique and initial report[J]．Gynecol Oncol，2009，114(2)：157-161．

[23] Fader AN，Rojas-Espaillat L，Ibeanu O，et al．Laparoendoscopic single-site surgery（LESS）in gynecology：a multi-institutional e-valuation．Am J Obstet Gynecol，2010，203（5）：501．e1-6．

[24] Fagotti A，Bottoni C，Vizzielli G，et al．Laparoendoscopic single-site surgery（LESS）for treatment of benign adnexal disease：single-center experience over 3-years．J Minim Invasive Gynecol．2012 Nov-Dec．19（6）：695-700．

[25] 杜敏，廖蒨，王春平．举宫器辅助单孔法腹腔镜输卵管结扎 26 例分析．中国医药导报，2007，4（24）：151-152．

[26] 孟元光，李立安，张燕．经脐单孔腹腔镜手术治疗妇科肿瘤．军医进修学院学报，2010，31（9）：848-849．

[27] 孙大为．单孔腹腔镜手术在妇科的应用探讨．中华腔镜外科杂志：电子版，2013，6（1）：5-8．

[28] 刘木彪，蔡慧华．全国首例单孔腹腔镜手术治疗妇科恶性肿瘤．南方医科大学学报，2011，31（9）：1619-1621．

[29] 王康，陈素琴，淞范秀．单孔悬吊腹腔镜辅助手术治疗卵巢良性肿物 30 例．中国微创外科杂志．2012，（1），12：24-27．

[30] Geppert B，Lönnerfors C，Persson J．et al．Robot-assisted laparoscopic hysterectomy in obese and morbidly obese women：surgical technique and comparison with open surgery．Acta Obstet Gynecol Scand．2011 Nov；90（11）：1210-7．

[31] Kihara K1，Fujii Y，Masuda H，et al．New three-dimensional head-mounted display system，TMDU-S-3D system，for minimally invasive surgery application：procedures for gasless single-port radical nephrectomy．2012，19（9）：886-9．

精选参考文献

［1］ Zorron R，Maggioni LC，Pombo L，et al．NOTES transvaginal cholecystectomy： preliminary clinical application．Surg Endosc，2008，22（2）：542-547．

　　自然腔道内镜手术（NOTES）是近年兴起的新概念。本文首次报道 4 例经阴道 NOTES 胆囊切除术，探讨了其安全性、可行性和潜在价值。作者首先进行了相应的动物预试验，积累 NOTES 相关手术操作空间定向、气腹建立和器械的经验。

　　作者进行了 4 例采用传统器械直线视野的经阴道入路，2 通道结肠镜放置在腹腔中，建立气腹，沿结肠镜置入器械，4 例病人均成功进行手术，胆囊经阴道取出。术后阴道伤口缝合关闭。操作时间 45 ～ 115 分钟，病人无术后止痛要求，48 小时出院。作者认为经阴道 NOTES 手术安全、可行。

第十八章
单孔腹腔镜手术的并发症

　　单孔腹腔镜是一种新兴的微创技术。通过一个小的脐切口（1.5～2.5cm）置入单一孔道多通路及腹腔镜器械进行手术。目前国内已经相继在普通外科、泌尿外科和妇科开展了单孔腹腔镜技术。单孔腹腔镜具有安全、可重复性高的特点，适用于各种各样手术包括：胆囊切除术、脾切除术、子宫和附件的手术等。尤其在妇科领域单孔腹腔镜有良好的临床效果和较低的并发症发生率，对于妇科良恶性手术均有较高的可行性。

　　在这一章节中，我们将单孔腹腔镜手术中常见的并发症加以总结和探讨。一部分是单孔腹腔镜与传统腹腔镜共有的并发症，另一部分则是单孔腹腔镜特有的并发症。在本章中，我们着重介绍单孔腹腔镜特有的并发症及应对措施。

一、腹腔镜手术并发症

　　1．一般手术相关并发症：出血、膀胱输尿管损伤、肠道损伤等。

　　2．腹腔镜特殊并发症：穿刺导致的脏器损伤、皮下气肿、二氧化碳气腹相关并发症及能量器械相关并发症。

　　3．其他可能并发症：麻醉及心脑血管意外、内科合并症患者的特殊并发症等。依据并发症的严重程度分为：①严重的并发症，如：肺栓塞、阴道断端裂开（多见于术后一个月内的早期性交）、泌尿系统损伤及瘘的形成。②轻微并发症，如：切口蜂窝织炎、尿路感染等。

二、单孔腹腔镜特有的并发症

（一）手术入路导致的并发症
　　穿刺进入腹腔后的小肠或血管损伤。在常规腹腔镜手术中可以通过移动镜头所在的 trocar 位置来实现从不同角度探查穿刺损伤，并进行修补，在单孔腹腔镜中只有一处入路，无法实现镜头位置的移动。

解决方案：建议常规在完成腹部切口后伸入手指进行腹腔内探查。如果发现穿刺损伤应及时增加辅助孔（转为传统腹腔镜）或开腹手术进行修补。

（二）术中并发症

1. 视野的问题

前文中提到，单孔腹腔镜与传统腹腔镜的视野不同，在手术中采用了曲状镜头，并置于"非操作区域"内。在术中术者难以找到一个绝对的"最佳视野"角度。使用曲状器械时，由于需要依靠器械自身的角度进行操作，在视野盲区中术者的空间感将会更差，术中误操作的风险增加。

解决方案：

（1）使用电切、电凝的操作时更需要小心谨慎的操作，避免脏器的意外损伤。

（2）通过器械的交叉使用及外部手柄的旋转避免视野的阻挡。

注意：单孔腹腔镜需要术者有良好的传统腹腔镜手术基础，并能够熟练地双手配合，交叉甚至反方向使用操作手柄。

2. 术中出血

术中出血往往是增加辅助孔（中转传统腹腔镜）或开腹手术的主要原因。单孔腹腔镜中由于视野问题，可能导致一些视野"盲区"的止血困难。

解决方案：

（1）轻微出血可以采用止血海绵压迫法止血。

（2）如出血迅猛则需要使用辅助孔进行迅速、有效的缝合止血。

（3）一些高能量器械如超声刀、Ligasure 等能够有效减少出血并良好的止血，在单孔腹腔镜中非常有帮助。

注意：术者应熟悉高能量设备的使用，避免能量器械的热传导和热损伤，防止发生肠穿孔之类的严重并发症。

3. 转为传统腹腔镜

单孔腹腔镜可以通过增加一个腹壁辅助切口转为传统腹腔镜。例如：①术中发生无法控制的出血、输尿管损伤等严重并发症时需要及时转为传统腹腔镜。这也是单孔腹腔镜转为传统腹腔镜或传统腹腔镜转为开腹手术的最常见原因。②预防性及战略性转换：用于防止高难度手术中严重并发症的发生。例如：重度盆腔粘连、巨大子宫、晚期癌症、重度肥胖等。相关报道表明：体重指数过大（>35）、巨大子宫、年龄>65岁的患者术中转为传统腹腔镜的概率显著高于对照组。在单孔腹腔镜中，如果术者面临视野不清或操作困难，手术规范及安全无法保证的情况下，应果断地转为传统腹腔镜。相关文献报导：粘连松解术、特殊部位子宫肌瘤、子宫肌瘤数目过多、卵巢恶性肿瘤、邻近脏器损伤、手术时间过长、术中止血不良是导致妇科腹腔镜手术中转开腹的主要危险因素。

解决方案：

（1）术前综合评估患者具有的危险因素后选择手术方案，对降低中转开腹率具有重要的临床意义。

（2）术者应具备良好的决策力，当术中发生严重的出血，损伤或手术难度大大高于术前评估时，应及时转为传统腹腔镜或开腹手术。

4．延长切口

在单孔腹腔镜中，多数的标本可以通过扩大手术切口而取出。但伴随手术切口的延长，发生切口疝的风险相应增加。尤其是在糖尿病患者、贫血患者、长期应用类固醇者及其他一些导致伤口愈合不良的情况。切口疝的主要形成原因是切口局部张力过大和腹内压力过大。

解决方案：

（1）尽可能地使用小切口，如组织块过大可预先将组织切碎，分次取出。

（2）腹壁切口需确切的逐层缝合，可以有效地预防患者术后切口愈合不良及切口疝的发生。

（3）针对高危患者使用腹带、减张缝合等方式降低腹壁张力。

5．电损伤

单孔腹腔镜中的电损伤是一个复合过程，电损伤相关并发症将在后面详细说明。

三、术后并发症

（一）手术切口皮下瘀血及切口感染

单孔腹腔镜中，经切口暴力取出大块组织可能导致术后切口周围瘀斑，一般会在数周内吸收，不遗留并发症。但如果发生切口感染，必要时应用抗生素治疗。

（二）trocar 疝

定义：Crist 和 Gadzcz 将由套管进入导致的疝定义为 trocar 疝，意义同"穿刺口疝"。

1．trocar 疝的分类

（1）早发型：早发型表现为前筋膜、后筋膜或腹膜层裂开。

（2）迟发型：迟发型表现为前层筋膜、后层筋膜裂开。疝囊由腹膜构成。迟发型较为常见，普遍认为与腹壁单一孔道多通路的置入有关。迟发型多发生于术后 2 个月以后。

（3）特发型：表现为全层腹壁的裂开。肠道和（或）大网膜直接突出于腹腔外。多见于过度肥胖或糖尿病患者，多在术后早期发生。可能与患者一般状态不佳相关。

2．trocar 疝的诱因

（1）手术因素

①大直径的单孔多通路：单孔腹腔镜的脐切口可达到 1.5 ～ 2.0cm。

②复杂性手术或手术时间过长增大疝的风险。

（2）患者因素

①切口感染

②免疫缺陷

③结缔组织病

④恶性肿瘤病史及术后化疗病史

⑤肥胖相关的切口并发症

多数 trocar 疝都是早发型，且切口尺寸与疝的发生概率呈正相关。文献报道：多数腹腔镜 trocar 疝发生于 1cm 以上的穿刺口，5mm 穿刺口罕有发生。预防和减少脐孔疝的发生不外乎两条——更小的切口和更加确切的缝合。

解决方案：

（1）在允许范围内，尽量使用小切口腹腔端置单孔多通路，避免不必要的扩大切口。

（2）腹部切口应分层确切缝合，增强腹壁强度，降低腹壁张力，防止 trocar 疝的发生。

四、电外科并发症

电外科损伤的风险在单孔腹腔镜和机器人手术中尤其重要，因为在手术当中，密集的金属操作器械提供了更多电流直接传导损伤的机会。电损伤多数由于术中误操作或电流电热传导导致，少数是由于视野外产生的杂散电流导致（杂散电流可因绝缘不良，直接电传导或电容耦合形成的电流导致）。

在单孔腹腔镜中，由于视野局限，非操作区多数处于视野的"盲区"，大大增加了位于"盲区"内的非主要器械与肠管及周围组织直接接触的机会。由于手术器械较传统腹腔镜更密集，增加了金属器械直接导电或因绝缘不良产生杂散电流及形成电容耦合的风险。

（一）电外科损伤机制（与传统腹腔镜一样）

1．直接传导

直接传导来自于意外接触腹腔组织的非绝缘器械（如腹腔镜、夹持钳）通过活性电极导电至二级导体。单孔腹腔镜中由于器械密集增加了直接传导的机会。

2．电容耦合

电容耦合即电流从一个导体（活性电极）通过时经过间隔的绝缘材料在其相邻的另一导体内产生电流，两个导体间没有直接接触。高频（300 000Hz，RF）电外科电流（剪刀、镊子、钩等）的杂散电流均能引起附近的导体产生电容耦合电流（或电火花）。在腹腔镜手术中，多个金属器械密集通过腹壁端口。当电流通过时附近的导体如金属套管针、插管、镜头、患者组织和器官都会产生电容耦合电流。尤其是在使用单极通过的腹壁 trocar，塑料绝缘材料阻止了电容耦合产生的电流向腹壁传导消散的过程，产生的电火花会传导到最近的导体（肠、网膜）造成电损伤。杂散电流流经小组织区域时可产生较高的能量、导致严重的烧伤。

3．绝缘失败

绝缘材料的破损通常在器械的常规检修中发现。在仪器的清洁过程中可能导致绝缘层的磨损。在器械反复的插入套管过程中同样可能导致绝缘层磨损。一旦器械绝缘不良，易导致非目标区域的放电电流通过相邻组织，造成相邻组织的损伤。

解决方案：

为了减少腹腔镜手术中的电损伤，手术团队成员应掌握电外科器械工作原理并加强练习，增强手眼配合能力，防止误操作造成的损伤和并发症。术前仔细检查，防止器械绝缘不良。

①仔细检查绝缘

②确保活动电极头干净

③使用尽可能低的功率

④使用低电压（电切）或高低混合模式

⑤点断式与长按结合使用

⑥避免负极板与操作区域过近

⑦切勿与金属导电物体接触造成直接耦合

⑧尽量使用双极

⑨避免同一端口内接入多个电外科器械，使用金属 trocar 可以避免电容耦合

五、总结

单孔腹腔镜具有一些与传统腹腔镜共同的并发症，也有一些由单孔腹腔镜特点造成的并发症，如：视野局限、操作空间变小、器械拥挤等。因此在开展单孔腹腔镜之前，有必要进行充分而且周密的准备。首先是手术操作者应良好地评估患者一般情况及手术的复杂程度。严格把握手术适应证和禁忌证，做到"心中有数"。另外，术者需要具有良好的单孔腹腔镜手术技巧和术中应变能力，熟悉器械的使用和损伤原理，做到"手下有准"。最后应对于术中、术后可能发生的不良情况予以相应的预防性措施并进行良好的医患沟通，做到"有备无患"。例如：重度粘连、视野不佳的盆腔内避免单极操作以防损伤肠管；过度肥胖患者确切分层缝合穿刺口防止切口疝的发生。

总之，在开展单孔腹腔镜前需详细了解这些并发症的发生机制。从而减少或避免并发症的发生。

（苗金田　卢美松）

参考文献

[1] 纪妹，赵曌，张孝艳．年轻患者经脐单孔腹腔镜手术 32 例临床应用研究实用妇产科杂志．2012，28（12）：1053-1055．

[2] 李斌，韩琪，赵文娟．妇科良性病变的单孔腹腔镜手术与传统腹腔镜手术的比较研究．中国微创外科杂志．2011，11（02）：155-158．

[3] 孙大为．正确认识单孔腹腔镜手术在妇科的应用．中华腔镜外科杂志（电子版），2012，5（04）：1-4．

[4] 李敏，韩英，冯怡辰．单孔腹腔镜与传统腹腔镜全子宫切除术的前瞻性对照研究，中国内镜杂志，2012，18（05）：481-484．

[5] 金晶．妇科腹腔镜手术并发症及中转开腹危险因素 Logistic 回归分析，中国现代医生，2012，50（31）．

[6] 牛高丽，齐素云，张冰洁．妇科腹腔镜手术并发症及中转开腹危险因素分析，中国医药科学，2014，16．

[7] 彭永海，杨倩，李洪永．腹腔镜术后切口疝的原因及防治对策．腹腔镜外科杂志，2010，15（11）．

[8] Bradford，Leslie S/LS，Boruta，David M/DM．Laparoendoscopic single-site surgery in gynecology：a review of the literature，tools，and techniques．Obstet Gynecol Surv，2013 Apr，68（4）：295-304．

[9] Park，Jin-Young/JY；Kim．Laparoendoscopic single site（LESS）surgery in benign gynecology：perioperative and late complications of 515 cases．Eur．J．Obstet．Gynecol．Reprod．Biol．2013 Apr，167（2）：215-218．

[10] Chittawar，Priya Bhave/PB．Magon Laparoendoscopic single-site surgery in gynecology：LESS is actually how much less? J Midlife Health，2013 Jan，4（1）：46-51．

[11] Estrade JP，Crochet P，Aumiphin J Supracervical hysterectomy by laparoendoscopic single site surgery Archives of gynecology and obstetrics．2014 Dec，290（6）：1169-72．

[12] Kim SK，Lee JH，Lee JR Laparoendoscopic single-site myomectomy versus conventional laparoscopic myomectomy：a comparison of surgical outcomes．Journal of minimally invasive gynecology，2014，Sep-Oct（5）：775-781．

[13] Tome AL，Tobias-Machado M，Correa WF．Laparoendoscopic single-site（LESS）sacrocolpopexy：feasibility and efficacy of knotless procedure performed with conventional instruments　International urogynecology journal．2011 Jul，22（7）：885-887．

精选参考文献.

[1] Park，Jin-Young/JY，Kim．Laparoendoscopic single site（LESS）surgery in benign gynecology：perioperative and late complications of 515 cases．Eur J Obstet Gynecol Reprod Biol．2013 Apr，167（2）：215-8．

作者回顾性分析 515 例妇科良性疾病进行单孔腹腔镜手术的围术期和晚期并发症。其中成功进行 LESS 手术（95.7%），20 例需要 1～2 个辅助平台，2 例中转开腹。卵巢囊肿剔除术中更加需要额外增加 1～2 个平台（12/100，12%）。36 例（7.0%）需要术中或术后输血，其中子宫切除（33/274，12.0%）或者次全子宫切除（3/26，11.5%）。围手术期并发症（术后 < 30 天）8 例，包括阴道穹窿出血、穹窿血肿，残端水样分泌物、直肠损伤、膀胱阴道瘘和 3 例泌尿系统损伤。3 例发生晚期并发症（0.6%），包括 2 例脐疝和 1 例穹窿脱出。除输血外，总的并发症发生率 2.1%（11/515）。作者认为与以往单孔腹腔镜和传统腹腔镜相比本研究并不增加晚期并发症的发生率。

第十九章
机器人辅助的单孔腹腔镜手术

一、概述

腔镜技术给全世界的患者带来了巨大的福音是有目共睹和不容置疑的。而在传统腹腔镜手术接近技术瓶颈时，机器人手术应运而生。机器人利用现代科学技术的进步从而改进并完善了腔镜手术设备和器械，因此克服了传统腔镜技术的局限性，给妇科手术方式带来革命性的改变。在美国，由于机器人的应用使微创妇科手术的比例大大提高，例如腔镜子宫全切就从 2005 年的 14% 提高到了 2012 年的 49%，其中机器人手术占 33%。

机器人手术命名为达芬奇（Da Vinci）是有历史原因的。达芬奇本人是 15 世纪文艺复兴时期的发明家、画家、哲学家。众所周知，达芬奇人体解剖学的研究起了很大促进作用。他亲自参加了尸体解剖，描绘了许多非常详细的解剖图并对比较解剖学有了全面了解。他的人体解剖学的研究最终导致了历史上第一个有名的机器设计。此设计当时已经被称为"达芬奇机器人"。大约在 1495 年左右提出，但在 20 世纪 50 年代被重新发现。达芬奇对机械和自动化很感兴趣。他制作了一些模特包括机械骑士等。机器人平台最初是由史丹福研究院、美国国防部和美国航空航天部（NASA）共同开发，最初的目的是能远程为战场上受伤的士兵手术。尽管机器人平台的技术能力已经成熟，然而电信技术和资金的限制阻碍了其在战场上的使用。相反，在机器人平台被 Intuitive Surgical Inc.（Sunnyvale，CA）创造了商业化性质的达芬奇机器人系统。

"达芬奇"多孔机器人手术有很多优点：①视觉的三维立体，提高了操作的精确度和灵巧性；②符合人体工程学的人性化设计，从而减少外科医生的肌肉疲劳；③由于操作的简易性特别是解决了传统腔镜极具挑战性的缝合技术，在美国由于其优于传统腔镜技术，所以导致了更加普遍的采用。但机器人手术的局限性也包括高手术成本，需多方面的培训要求以及对其疗效还没有大量的研究数据。

正是对于无痛的要求导致现代麻醉技术产生了；而对于美的追求和在不影响手

术治疗效果的前提下，腔镜由原来的多孔发展到了现在的单孔（LESS）手术。另外还普遍认为，单孔腔镜手术是通往并掌握未来自然腔道内镜手术（NOTES）的必经桥梁。

目前，在妇科领域经脐单孔腔镜技术是世界最前沿的微创技术，由于手术器械沿着"摩根定律式"的发展使很多此技术的手术病种范围有很大的发展。单孔，顾名思义，就是手术中手术器械以及镜子经脐孔进入腹腔并完成相关的手术。脐是身体上唯一与生俱来的愈合的自然腔道。单孔腹腔镜手术的脐部切口长约 15 ~ 30mm，正是利用肚脐的天然形状皮肤皱褶来隐藏术后手术切口的可视性，从而达到令人满意的美容效果和无瘢痕的手术目的。

目前，妇科腔镜单孔手术主要分为传统和达芬奇单孔手术。传统单孔手术极具挑战性，可以这样来形容——"里外挣扎"，这里指的是手术者由于器械与腔镜平行进出从而丧失常规手术的操作三角，表现在腹腔外手术者的器械之间的拥挤打架，而腹腔内由于手术器械的左右换位，所以操作者有视觉和双手之间的不协调性。而机器人单孔手术平台的诞生，重新让 Surgical Inc.（Sunnyvale，CA）开始研发，同样，Titan Medical Inc.（Toronto，Canada，一家加拿大上市公司），也正在开发机器人单孔手术平台。本章讨论机器人手术的基本原则以及优缺点。

二、单孔机器人的手术器械

Dr. Escobar 报道了第一台妇科机器人单孔手术，利用有 EndoWrist 功能的器械，使用 Gelport（Applied Medical）并通过脐部。限制包括外部器械臂的拥挤，降低手术三角和困难维持气腹。此后，特殊为机器人单孔设计的器械大部分解决了此问题。特殊设计的 port 在没有 trocar 的情况下仍然能维持不漏气。软而可弯曲器械可通过弧形弯曲的 trocar，使得器械可以到达对侧，重新建立手术三角。除了持针器，目前大部分的手术器械不是 EndoWrist（图 19-1，图 19-2a，2b）。

三、机器人辅助的单孔腹腔镜手术入路选择

机器人单孔的切口与 port 的置入与传统单孔手术是类似的，可使用 Hasson 方法在肚脐切一个 2.5 ~ 3cm 的切口。机器人单孔的 port 与 Covidien 公司的 port 相似，但制作材料更加精细而容易破损。因此，在置入时应使用特殊弯钳在切口足够大的情况下，小心地让 port 滑入而不是使劲地摆动挤入（图 19-3）。随后让拉钩沿着切口绕一圈，这样可确保 port 在正确的位置。如果肥胖的病人腹壁较厚，这可使用 Alexis（Applied Medical）切口撑开器，对 port 置入有实质性的帮助。

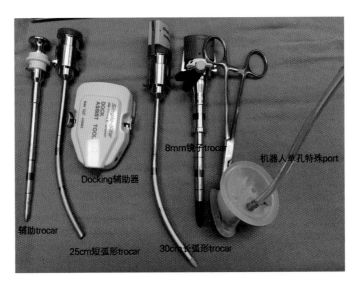

图 19-1　单孔机器人腹腔镜手术专用器械（1）

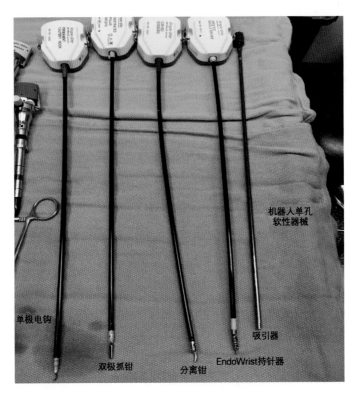

图 19-2a　单孔机器人腹腔镜手术专用器械（2）

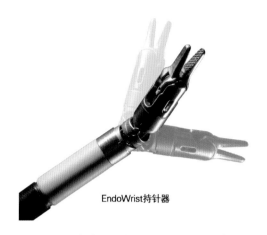

图 19-2b　单孔机器人腹腔镜手术专用器械（3）

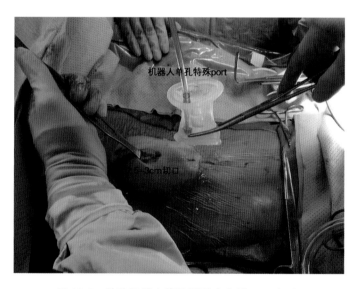

图 19-3　单孔机器人腹腔镜手术专用 port（1）

确定 port 到位后，连接气腹管建立人工气腹（图 19-4）。接下来，置入机器人镜头 trocar（图 19-5），使用镜头观察腹腔内是否有粘连以及病理改变之后，病人取头低位。将机器人与镜头 trocar 连接。

在直视下将短的弯 trocar 置入，先 2 号套管然后 1 号 trocar，套管的头可以在对侧看到，但 trocar 弯曲是朝向中线（图 19-6，图 19-7）。

单孔 trocar 的置入与多孔有很大不同，关键是在置入时 trocar 的头自始至终都在视野之内。例如，在放置 2 号 trocar 时，外科医生右手控制 trocar 保持 trocar 头可视，左

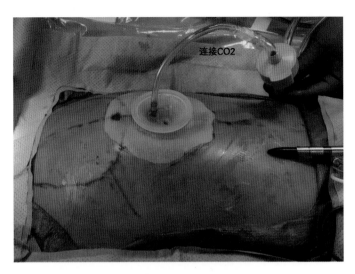

图 19-4　单孔机器人腹腔镜手术专用 port（2）

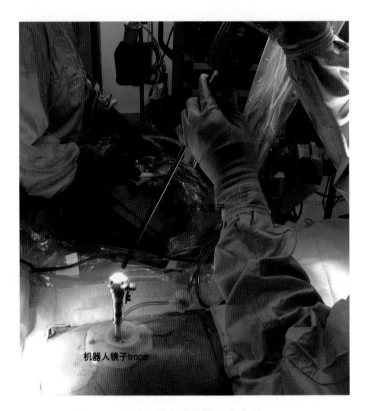

图 19-5　单孔机器人腹腔镜手术专用 trocar

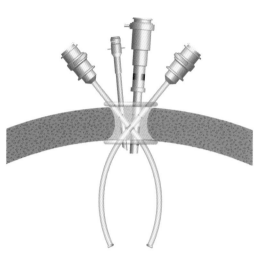

图 19-6　置入后示意图（1）

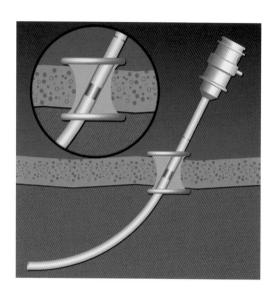

图 19-7　置入后示意图（2）

右则控制机器人机械臂的控制钮，然后双手配合使机械臂与 trocar 连接。trocar 1 则左右手相反进行操作（图 19-8）。最后是置入辅助 trocar，该 trocar 与镜子 trocar 接近平行（图 19-9）。

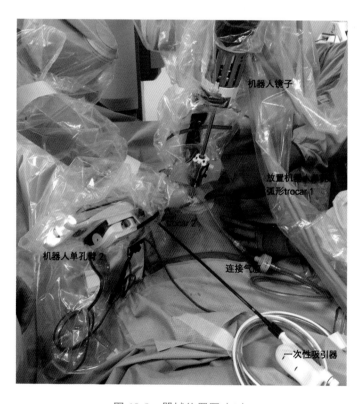

图 19-8　器械位置图（1）

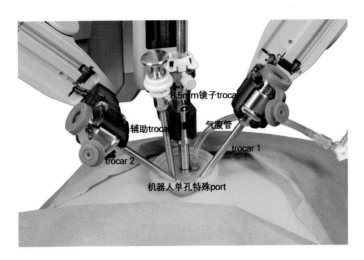

图 19-9　器械位置图（2）

机器人可以位于病人的双腿中心，也可位于病人侧面（图 19-10），然而，由于机械臂移动范围的限制，目前大部分使用中心对接。机器人设置完成后，手术者到手术操作台（console）进行手术，在腹腔内的感觉与传统腔镜多孔手术感觉是一致的，但目前机器人单孔平台的器械大部分头部不能像手腕一样可转（EndoWrist）。

唯一有此功能的是持针器。由于所有器械都有一个孔进入，所有的器械是一个整体，随着镜子一起移动，所以所有的器械应该维持在手术视野内来预防必要的器械碰撞。另外辅助器械使用是应注意预防造成组织的撕裂。还有，由于手术器械的体部是可弯曲的，故其承受力有限和应注意过度用力可导致其弯曲。目前，美国医药管理局（FDA）批准单孔机器人可使用于全子宫切除和卵巢切除。对于盆腔淋巴结清扫、子宫肌瘤摘除、子宫内膜异位症切除等手术，仍然是非 FDA 许可手术。目前手术能量器械包括单极电钩和双极电凝抓钳。子宫切除手术（图 19-10）顺序是与开腹手术方法一致的，也是根据术者的习惯而定。我们一般先从一侧用单极切开输卵管和卵巢系膜开始，双极电凝并电钩切断子宫圆韧带和卵巢子宫韧带，打开阔韧带，使用分离膀胱返折至显示子宫杯突出，切开前穹窿，此时可以举宫杯为标记，在其上方分离并电凝电切子宫动静脉。同样方法完成另一侧的手术。要注意的是单孔手术器械的手术三角范围比较小，器械移动范围小，故出血时止血有一定的难度。另外，由于器械的力度不够故阴道残端的缝合有一定的难度，但可用 V-LOCK 三角针缝合来解决此问题。Dr. Akdemir 研究表明有经验的机器人单孔外科医生需要 14 例手术才能达到有效稳定的阴道残端吻合。大约缝合时间为 23.2 分钟。

目前有报道 4 例子宫肌瘤摘除手术。根据作者的经验，对于肌瘤摘除手术关键点是病例的选择，纵切口和辅助器械的使用可形成有效的牵引力（图 19-11）。

对于子宫内膜异位症的切除包括输尿管的分离，使用电钩是可行的。对于道格拉

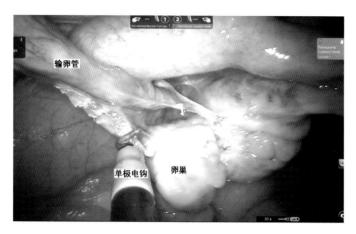

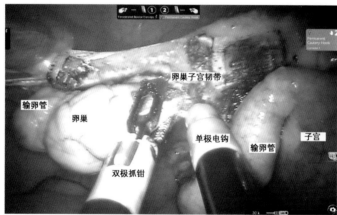

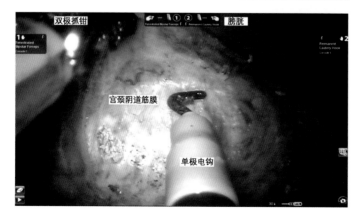

图 19-10 子宫切除术

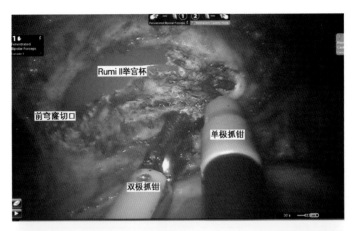

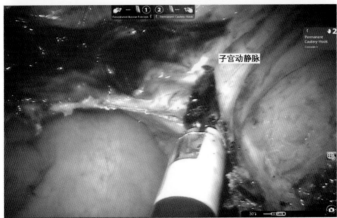

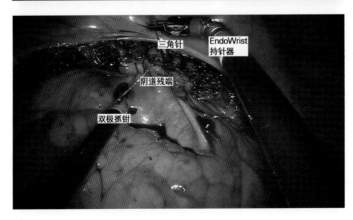

图 19-10（续） 子宫切除术

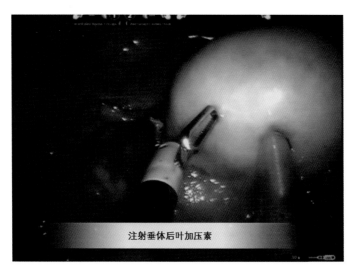

注射垂体后叶加压素

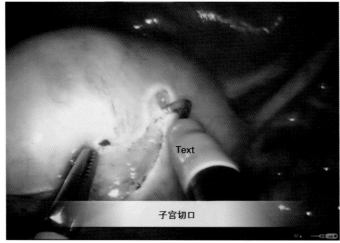

Text

子宫切口

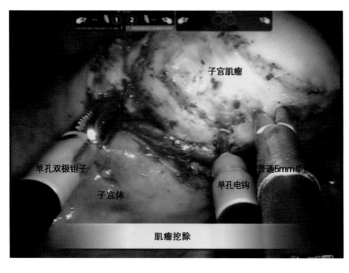

子宫肌瘤

单孔双极钳子

子宫体

单孔电钩

普通5mm单极

肌瘤挖除

图 19-11　子宫肌瘤剔除术

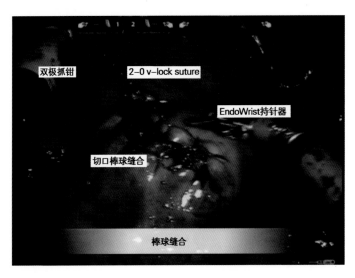

图 19-11（续） 子宫肌瘤剔除术

斯窝（Cul-de-sac）的子宫内膜异位症包括结节的切除，可以将镜头转换成 30°朝上，可清楚看见并切除病变组织。

目前也有报道机器人单孔盆腔淋巴结清扫。Dr. Fagotti 等比较机器人单孔与传统单孔在早期子宫内膜癌的治疗在手术技术是没有太大区别的。

四、机器人辅助的单孔腹腔镜手术的优点

实现大部分复杂腹部手术的无瘢痕微创手术是全世界外科医生的共同梦想。最近，两种最新的无瘢痕微创手术技术，机器人单孔和传统单孔手术（LESS）正在融入和改变妇科微创手术。而机器人单孔手术平台的使用，从而为 LESS 提供另一种可靠的替代途径。

尽管现在大家还没有达成一致观点，与多孔腔镜手术相比较，单孔机器人手术具有所有传统单孔手术的优点，包括降低术后疼痛，不可视瘢痕从而更美观，提高病人满意度，减短住院时间，并减少辅助 trocar 带来的并发症。另外，它与传统单孔相比有很多优势。当机器人连接可使用时，由于机器人软件将器械重新分配，与传统单孔相比更符合人体工程学和降低对高级腔镜技术的需求。还有，机器人利用半硬器械通过弯曲 trocar 来重新形成手术三角，而高清三维技术可以弥补深感度的缺失。当然，此平台大大降低了器械的碰撞并降低床边助手的难度。由于术者不在病人床边操作，所以没有器械拥挤的感觉。由于手术的舒适性，降低术者的疲劳，故适用于更复杂的手术。阴道残端和肌瘤切口的缝合，由于可转动持针器的头，使缝合形成了更接近像多孔手

术时的手术三角，故缝合更容易。还有，FireFly 技术有助于动静脉和淋巴结的鉴别，对于子宫内膜异位症的鉴别也许有帮助作用。

五、机器人辅助的单孔腹腔镜手术的局限性和创新性

机器人单孔与 LESS 相比有很多优点，但仍然有一定的局限性。首先，此平台有器械移动范围的限制。尽管机器人设计时，半硬的器械通过弯曲的 trocar 和交叉到对面而提供更多的三角空间，但仍然是有限的。为了增加手术空间，trocar 的选择应根据子宫的距离而选择相应长度的 trocar。第二，单极和双极不具备手腕转动性（EndoWrist），因此不能形成完美的手术三角。第三，打完的半硬器械使缝合时抓组织或持针器缝合组织（阴道残端）的力度不够。我们使用 V-LOCK 三角针来解决此问题（图 19-12）。同样在肌瘤剔除时，由于器械牵拉力度不够而造成手术的困难。第四，如果子宫太大，则器械有可能超过操作点增加手术难度或无法手术。我们有时使用手术平台提供技术来争取一定的手术空间。

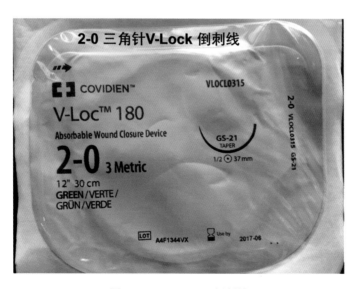

图 19-12　V-LOCK 倒刺线

2014 年 4 月 Intuitive Surgical 获得 FDA 批准可以对下一代的单孔平台进行推广。该平台提供了一个 3D 高清晰度摄像头，三个可完全弯曲的多关节的器械通过其 25mm 通道。与旧的单孔平台相比，EndoWrist SP 平台的器械具有两个更多自由关节，允许外科医生对器械操作起来更加得心应手。虽然 FDA 已经批准，但 Intuitive Surgical 公司仍计划，直到它已经取得了与最新的达芬奇机器人 XI 能完全兼容后才将它投放到市场（图 19-13）。Intuitive Surgical 公司的多关节 EndoWrist SP 器械——模型 SP999，包

括可弯曲内镜、钝性和锐性分离钳、剪刀、镊子、持针器、内镜拉钩、电凝和组织操纵配件，可完成抓、切割、钝锐性剥离、结扎、电凝、缝合操作。并且这些完全是通过机器人单孔来完成的。

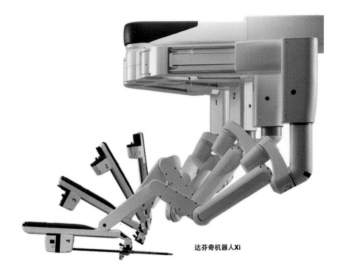

达芬奇机器人Xi

图 19-13　达芬奇机器人 XI

（Xiaoming Guan）

参考文献

1. Solucient data, 2005 and 2012. ISI data for da Vinci Hysterectomy procedures.

2. Weinberg L, Rao S, Escobar PF. Robotic surgery in gynecology: an updated systematic review. Obstet Gynecol Int. 2011;2011:852061. doi: 10.1155/2011/852061 . Epub 2011 Nov 28.

3. Escobar PF, Fader AN, Paraiso MF, Kaouk JH, Falcone T. Robotic-assisted laparoendoscopic single- site surgery in gynecology: initial report and technique. J Minim Invasive Gynecol. 2009;16:589 – 91.

4. Akdemir A , Zeybek B , Ozgurel B , Oztekin MK , Sendag F . Learning curve analysis of intracorporeal cuff suturing during robotic single-site total hysterectomy. J Minim Invasive Gynecol. 2015 Mar-Apr;22(3):384-9. doi: 10.1016/j.jmig.2014.06.006. Epub 2014 Jun 19.

5. Lewis EI, Srouji SS, Gargiulo AR. Robotic single-site myomectomy: initial report and technique. Fertil Steril. 2015 May;103(5):1370-1377.e1. doi:

10.1016/j.fertnstert.2015.02.021. Epub 2015 Mar 16.

6. Guan X, Harry C, Walsh Teresa, Paulina Osial. Robotic Single site myomectomy. 2015 AAGL conference, Video abstract.

7. Yoon A, Yoo HN, Lee YY, Lee JW, Kim BG, Bae DS, Kim TJ. **Robotic single-port hysterectomy, adnexectomy**, and lymphadenectomy in endometrial cancer. J Minim Invasive Gynecol. 2015 Mar-Apr;22(3):322. doi: 10.1016/j.jmig.2014.12.003. Epub 2014 Dec 10.

8. Vizza E , Corrado G, Mancini E, Baiocco E, Patrizi L, Fabrizi L, Colantonio L, Cimino M, Sindico S, Forastiere E. Robotic single-site hysterectomy in low risk endometrial cancer: a pilot study. Ann Surg Oncol. 2013 Aug;20(8):2759-64. doi: 10.1245/s10434-013-2922-9. Epub 2013 Mar 7.

9. Fagotti A , Corrado G, Fanfani F, Mancini M, Paglia A, Vizzielli G, Sindico S, Scambia G, Vizza E. Robotic single-site hysterectomy (RSS-H) vs. laparoendoscopic single-site hysterectomy (LESS-H) in early endometrial cancer: a double-institution case-control study. Gynecol Oncol. 2013 Jul;130(1):219-23. doi: 10.1016/j.ygyno.2013.04.004. Epub 2013 Apr 10.

10. Sendag F, Akdemir A, Oztekin MK. Robotic single-incision transumbilical total hysterectomy using a single-site robotic platform: initial report and technique. J Minim Invasive Gynecol. 2014;21:147 – 151.

11. Sendag F , Akdemir A , Zeybek B , Ozdemir A , Gunusen I , Oztekin MK . Single-site robotic total hysterectomy: standardization of technique and surgical outcomes. J Minim Invasive Gynecol. 2014 Jul-Aug;21(4):689-94. doi: 10.1016/j.jmig.2014.02.006. Epub 2014 Feb 13.

12. MedGadget. Intuitive's New da Vinci Sp Single Port Minimally Invasive Robotic System (VIDEO). April 23, 2014. (http://www.medgadget.com/2014/04/intuitives-new-da-vinci-sp-single-port-minimally-invasive-robotic-system-video.html)

第二十章
新趋势和未来展望

一、3D 腹腔镜

传统的腹腔镜是在二维（2D）成像技术辅助下完成的，主要缺点是使术者失去了术中操作时对深度的感知，降低了术者的手眼协调性，需要依靠个人的经验进行一定程度上的弥补。20 世纪，3D 技术飞速发展，最早的临床应用最早见于 1993 年 Wenzl 等进行的 3D 腹腔镜的妇科手术。第一代 3D 显示系统采用快门式 3D 腹腔镜，术者需佩戴笨重昂贵的快门式 3D 眼镜来获取立体图像，造成了极大的不舒适感，导致 3D 腹腔镜技术无法推广。2009 年 James Cameron 应用全新的 3D 技术将《阿凡达》搬上屏幕，电影工业的发展促进了医疗器械制造商革新了 3D 腹腔镜设备。2012 年 Buchs 等再次尝试运用 3D 腹腔镜分别进行了 1 台腹腔探查术与 1 台胆囊切除术，手术过程顺利，同时术者表示 3D 腹腔镜已经可以提供一个舒适的操作环境，并不会导致视疲劳。此后 3D 腹腔镜技术被用于妇产科、心胸外科等多个学科。

3D 成像技术的基本原理是双眼同一时间分别接收一张不完全相同的图像，两张图像之间的细微差别，通过人脑的成像处理便可以形成立体视觉。目前 3D 腹腔镜已发展到第二代技术，即由两个独立的摄像头分别捕获图形信号，分别呈现以水平偏振光和垂直偏振光用显示器播放，术者戴上偏振片眼镜之后，两只眼镜分别左右摄像头的一幅图像，形成视差，从而构建立体视觉。

第一代快门式 3D 腹腔镜与传统腹腔镜相比未见明显优势，但随着偏振式 3D 腹腔镜的出现，3D 腹腔镜系统在准确性、快速性以及舒适性等方面明显优于传统腹腔镜，结合高清 3D 显示屏可以呈现高分辨率的立体影像，恢复术者对深度的感知，减少术者眼睛的疲劳。

目前对 3D 腹腔镜技术争议较大。Votanopoulos 等人通过比较经验丰富和经验不丰富的外科医生使用 2D 和 3D 系统发现，经验不丰富的外科医生操作 3D 系统完成任务需要的时间更少，犯错也更少，而对于经验丰富的医生，使用 2D 技术和 3D 技术没有明显差别。Wagner 等人报道了在进行复杂操作时 3D 视野可以较 2D 视野减少操作时间。

Honeck 等人报道在离体条件下 3D 视野可以改进空间定位和深度知觉。而 McDougall 等人通过研究泌尿外科手术及妇产手术发现 3D 腹腔镜没有提高画面质量、术者空间感知感及缩短完成如打结、缝合等复杂操作的时间。Kong 等人则认为 3D 腹腔镜较传统腹腔镜可以提高空间感知感，降低失误机率，但会造成轻微眩晕，同时两大系统的手术时间没有明显统计学差异。Taner 等人回顾性分析了 2D 腹腔镜及 3D 腹腔镜下全子宫切除手术，虽然在年龄、出血量、子宫重量及并发症方面没有显著差异，但 3D 腹腔镜明显缩短了手术时间，有统计学意义，尤其是在肥胖病人（BMI $> 25\text{kg/m}^2$）中。

3D 技术的不良反应主要有恶心、呕吐、眩晕、视觉疲劳等。同时，3D 腹腔镜镜身过于笨重且不能像传统 30° 镜一样自由旋转。但相信随着科技进步，尤其是实时视觉装备的更新，以及针对性 3D 腹腔镜训练普及，这些问题都能逐渐得到改善。2012 年 Khoshabeh 等人报道了多视点裸眼 3D 腹腔镜系统，预示着腹腔镜技术即将步入新的阶段。在不远的将来，3D 腹腔镜可能将取代传统腹腔镜成为腹腔镜手术的主流。

近期，北京协和医院孙大为教授等已经开始尝试将 3D 技术应用于单孔腹腔镜，完成多例妇科手术，积累了一定的经验。我们总体感觉在单孔腹腔镜中应用 3D 技术，会改善手术视野，提高手术精准度，缩短手术时间。相关病例报道和研究将会在不久的将来发表（图 20-1 ～图 20-3）。

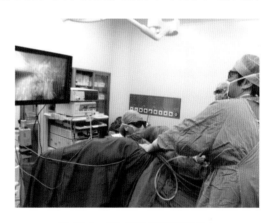

图 20-1　3D 单孔腹腔镜手术中

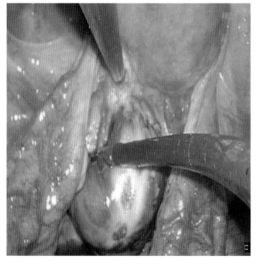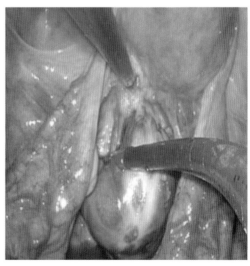

图 20-2　3D 单孔腹腔镜子宫肌瘤剔除术

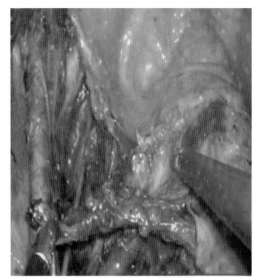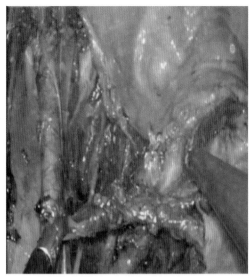

图 20-3　3D 单孔腹腔镜宫颈癌根治术

二、磁锚固定和制导系统

磁锚固定和制导系统（magnetic anchoring and guidance system，MAGS）是一项由美国德州大学西南医学中心（UT Southwestern Medical Center）及德州大学的工程师发明的创新性技术。MAGS 由外部磁力锚、内部摄像装置、被动组织牵张器和机械臂组成，通过外部的磁力锚将腹内的摄像头和机械臂固定在腹部上，通过移动体外磁体直接操纵体内的装置，从而完成手术（图 20-4）。MAGS 的技术核心是被动组织牵张器、内部镜头和电凝分离钳（cautery dissectors）三类装置（图 20-5）。MAGS 发明初期没有电凝分离钳，在动物模型中切除肾需要两个 trocar，而随着机械性电凝分离钳的发明，目前可以单孔道完成手术。该技术目前尚处于动物实验阶段，但初步研究表明，该技术可以节省空间，并减少器械之间的碰撞。

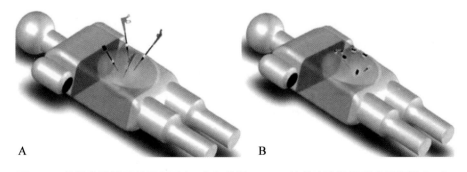

图 20-4　传统腹腔镜手术示意图（A）和使用 MAGS 的单孔腹腔镜手术示意图（B）.

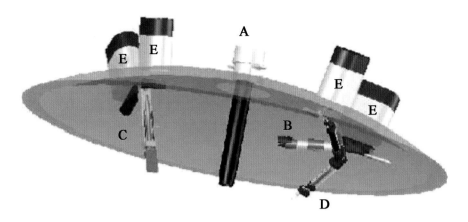

图 20-5　磁锚固定和制动系统（MAGS）平板示意图。传统的腹腔镜 trocar 及四个可展开的 MAGS 器械。A，展开后的 Trocar；B，MAGS 镜头；C，牵张器；D，机械性电凝钳；E，手持外部磁体。

被动组织牵张器有若干种类。一类是吊索牵张器（a sling retractor）可以更好地移动肝、肾等器官。它是由不同长度的乳胶管组成，两端连接到两个体内 MAGS 平板上。通过移动配对的体外磁锚，术者可以将吊索移到器官下面后将其提起。浆状牵开器可以向两侧提起或收回，它连接在两个连接磁体组成的一对体内 MAGS 平板上，调节体外磁体可以定位牵开器，牵开器内部也有相互作用。

MAGS 目前使用的镜头是商用微型摄像头，用特制的铝制外壳包裹后连接在内置 MAGS 平板上。镜头连接于体外磁体上。成对调节体外磁体可以使镜头水平定位（偏移），单独或一起推动可使镜头向上或者向下偏转（倾斜）。

MAGS 的电凝分离钳为多种不同的配置。最早设计的电凝壁处于闭合状态，通过磁性活检钳进行控制。后来逐步应用了真空活塞通过压缩气体来激活电凝臂。

作为一项全新的技术，MAGS 需要一个学习过程来掌握。术野（腹壁）的体外磁铁的适宜数目仍待研究。磁场干扰以及手持磁铁碰撞都可能导致器械间相反的磁性连接，使牵张器移位。厚度超过 1.5cm 的组织将会影响浆状牵张器的使用效果，而对于镜头，组织厚度一般不超过 2.5cm，所以依照目前的技术水平，MAGS 的临床价值将限于儿科病人或者瘦弱的病人。未来需要发展电磁技术来产生更强的磁场。同时，MAGS 的内部摄像装置需要提升，现阶段的问题是镜头模糊和缺少有效的光源。

三、入路孔套

单孔腹腔镜手术的手术步骤与传统腹腔镜基本一致。但在单孔条件下，腹腔镜和各种器械几乎平行进入腹腔，造成诸多操作上的困难，如直线视野、器械难以形成三角形排列以及器械手柄在腹腔外部分的拥挤和碰撞等。导入器械的最初的方法包括开放法（Hasson 法）、经典气腹法（气腹针）、直接置入 trocar，保护性套管针，径向扩张套管针和可视进入系统等。无论何种方法，安全有效的入路穿刺非常重要。科技的进步促进了腹腔镜入路孔套的不断改造。目前应用单孔手术的平台包括 R-Port/QuadPort、Uni-X™ Port、GelPort、AirSeal、单孔腹腔镜手术套管（single incision laparoscopic surgery port，SILS Port）和敦提内锥体套管（Dundee Endo Cone）、单孔入路套管（SITRACC）等。这些入路孔套在一定程度上缓解了手术器械之间的相互干扰，使操作角度增大，手术难度降低。

（一）Uni-X™ 单孔孔套

Uni-X™ 单孔多通道平台呈倒锥形，Uni-X 的平台约直径 20mm，提供了 3 个独立的柔性通道（5mm）来放置镜头和手术器械（图 20-6）。此外，还有一个进气侧孔通道。通过缝合于筋膜层与体壁固定。该系统可以提供必需的角度和器械移动度来进行手术操作，也可以用于传统腹腔镜。Uni-X™ 平台采用开放 Hasson 法安装。Uni-X™ 最早在 Cleveland 医学中心使用。2008 年 Kaouk 等人最先使用 Uni-X 系统在 10 位病人进行泌尿外科手术，手术过程成功，无转为传统腹腔镜或者开腹手术。

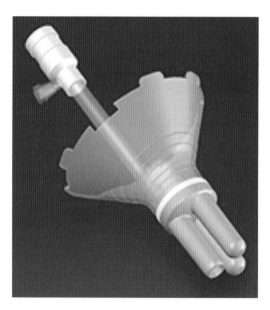

图 20-6　Uni-X™ 的结构示意图

（二）Triport/R-PORT™ 和 Quadriport™

Triport™ 目前使用广泛，是一种多通道单孔平台（图 20-7）。有一个直径 12mm 通道和 2 个直径 5mm 通道，可以同时使用三个器械。气体进出为双通道设计，气密性良好，出口可以排出超声刀气雾，提高视野清晰度。该平台通过一个 2 ～ 3cm 切口放置于腹部，由 2 个塑料环支撑，一个进入腹腔，一个留在外面，通过一个可滑移变形的塑料套连接，更重要的是无腹壁厚度限制，适用于肥胖患者。Triport 平台导入器械的过程时间短，避免挤压周围组织。操作空间为弹性器械通道，空间大，避免了器械之间的相互干扰。不足之处是凝胶通道需要先润滑器械，并且置入取出时动作要轻柔，不然会造成明显的摩擦感。Triport™ 为一次性使用，价格昂贵。

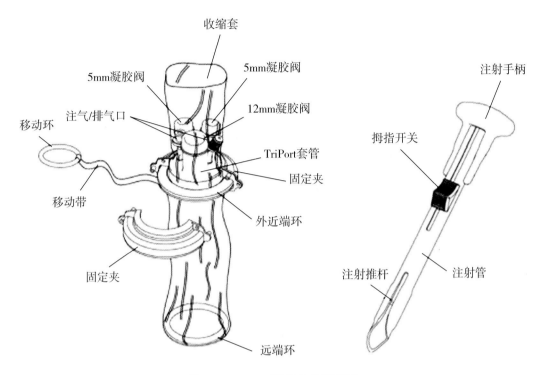

图 20-7　R-Port™ 的结构示意图

Quadriport™ 是在 Triport™ 基础上发展出来的。它有 1 个 5 mm、2 个 10 mm 和 1 个 15 mm 的四个通道，可允许 4 个器械同时进入腹腔操作。

（三）其他类型

GelPort™ 单孔腹腔镜入路系统结合了凝胶密封盖和双环切口保护器，密封盖和保护器通过一个简易门闩的方式连接起来，既方便抽回平台又减少了漏气的可能性。同时术者在不影响气腹的情况下按需更换器械，不会影响视觉的连续性。单孔腹腔镜手术套管（single incision laparoscopic surgery port，SILS Port）是经 FDA 批准的 SILS 入路平台本身和一系列柔性关节器械组成，包括分离钳、持针器等。它是一种聚合物平台，可插入 3 个 5 mm 或 2 个 5 mm、1 个 12 mm 套管，同样也有一个单独的气腹通道。AirSeal™ 代表着一种新的腹腔镜入路技术。其采用的不是阀门或气缸垫片结构，而是靠高压气体在套管进口处形成气帘来达到密封目的，所以器械可以自由方便地进出通道，而且操作时不会发生碰撞。研究表明 AirSeal 可以提供更加稳定的气腹环境。

四、混合自然腔道手术

经自然腔道内镜手术（natural orifice transluminal endoscopic surgery，NOTES）以软式内镜为治疗工具，不经皮肤切口，利用自然孔道，如口腔、阴道、肛门和尿道等进入腹腔进行手术，是继腹腔镜手术后又一次外科领域的革新。目前最常用于胆囊切除，其次是阑尾切除和肾切除（图 20-8）。

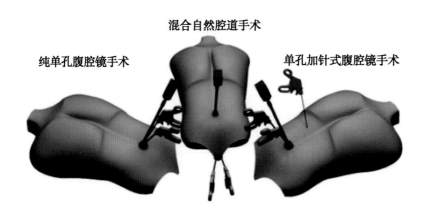

图 20-8　混合经自然腔道内镜手术示意图

经人体自然腔道施术最早由 Wilk 提出。2004 年 Kalbo 等在以猪为动脉模型进行的实验中首次证实内镜经胃途径施行腹腔探查和肝活检手术是可行的。NOTES 按入路可分为：经胃、经结肠、经阴道、经膀胱及经食管内镜手术。其中经阴道途径是最常用的，其次是经胃途径。但经阴道途径也面临诸多问题，如工作角度的改变、进入腹腔过程中损伤肠道的风险等。所以，经阴道 NOTES 通常需要经皮途径建立通道的辅助。

2008 年 Branco 团队成功施行了首例经皮通道辅助经阴道右肾切除术，取出标本和手术操作均是通过阴道完成，除了阴道工作途径，还于脐部和剑突下分别放置了一个5mm 的 trocar。Kaouk 等人借鉴了腹部单孔腹腔镜的经验，通过放置多通道单一端口完成了经阴道途径肾切除术。2009 年 Lima 等人根据是否建立辅助经皮通道将 NOTES 手术分为混合 NOTES 和完全 NOTES。混合 NOTES（hybrid NOTES）是指经皮途径建立辅助工作通道，主要操作在自然腔道工作通道中完成，约占报道的 NOTES 手术的90%。

NOTES 主要优势是腹部无手术瘢痕，避免了手术切口疼痛、切口疝等并发症的发生，减少了手术创伤，术后美容效果好。但目前 NOTES 的临床经验较少。限制其广泛应用的两个问题是经自然通道的安全性和 NOTES 专用器械缺乏。

五、机器人腹腔镜手术及计算机辅助手术

腹腔镜技术是 20 世纪医学史上重要的里程碑，开创了微创外科这一新领域。进入 21 世纪，机器人技术的推出，使微创外科进入一个新的发展时代。机器人技术是传统结构学与近现代电子技术相结合的当代高新技术。腹腔镜外科手术机器人具有操作精度高，灵活性强，重复性好以及不受疲劳和情绪等人体生理因素影响等优点。将机器人技术融入微创外科手术之中，可以辅助医生实施高质量手术。

机器人手术（robotic surgery）并不是由具有人工智能的"机器人"来实施手术，因此其准确的定义应该是"计算机辅助下的腹腔镜手术（computer assisted laparoscopic surgery）"。

最早应用于医学的机器人技术是解决残疾人日常活动的辅助康复器械。机器人首次用于协助手术治疗始于 1985 年，洛杉矶 Memorial 医院的 Kwoh 等人用 Unimation PUMA200 工业机器人控制激光器进行颅脑手术。1994 年声控机器人 AESOP 是第一个被美国食品和药品管理局（FDA）批准用于临床的手术机器人，通过声音控制腹腔镜手术中镜头，替代了手术助手操作镜头。而在 AESOP 基础上推出的 ZEUS 机器人系统，是真正意义上的远程控制的外科机器人系统，使远程手术成为可能。1999 年 Intuitive Surgical 公司研发研制出达芬奇系统（da Vinci System），经过不断创新，达芬奇外科手术机器人已经成为全球范围内最成功的临床外科手术机器人系统，颠覆了传统外科观念。该系统由医生主控平台、手术机械臂及图像处理设备 3 部分组成。手术机械臂包含 3 条器械臂和 1 条持镜臂，每条臂具有 7 个自由度，通过控制台控制。器械臂可操作钳镊、电切刀、双极电凝等。持镜臂用于调节内镜位置来获得三维图像。术者无需刷手上手术台，通过操作平台控制灵活的机械臂和 360°可旋转腕关节器械，在高清放大的三维手术野，如同操纵游戏机一样进行手术，操作更精细，更好地保护重要解剖结构，在手术复杂性和精细程度上已经超过了传统腹腔镜技术。

首个机器人用于妇科手术的报道是 1998 年 Mettler 等采用 AESOP 的机器人手术系统。2005 年 FDA 最先批准达芬奇系统应用于妇科手术。截止 2009 年，全美已有 24% 妇科肿瘤医生已使用机器人技术进行手术。达芬奇机器人手术系统已被应用于子宫切除术、子宫肌瘤剔除术、盆底手术、广泛性全子宫切除术和盆腹腔淋巴清扫术等。机器人系统较传统腹腔镜手术可以精细松解盆腔粘连，同时更好地完成缝合、打结等有一定难度的动作。妇科肿瘤方面，机器人手术尤其适用于子宫内膜癌和宫颈癌。卵巢癌的肿瘤细胞减灭术常常需要肠道切除和上腹部手术，机器人位置固定后移动较繁琐，需要助手更换机械臂，所以无法在盆腔和上腹部间自由转换，限制了其在卵巢癌中的使用。机器人手术与开腹手术或与传统腹腔镜手术的比较都是回顾性研究，需要多中心、前瞻性随机对照的比较研究。

当然，机器人技术也存在不足，如压力和触觉的丧失，术者无法感知钳夹的力量；而在进行缝合或打结时，由于无法感知打结力量，易造成打结过紧或过松。同时机器

人手术费用昂贵，推广困难。随着技术的不断发展，机器人妇科手术终将成为新一代妇科微创手术。

（刘海元　陈　欣）

参考文献

[1] 马潞林，颜野. 3D 腹腔镜的原理及临床应用前景. 现代泌尿生殖肿瘤杂志，2014，6：65-68.

[2] Wenzl R，Pateisky N，Husslein P. First use of a 3D video-endoscope in gynecology. Geburtshilfe und Frauenheilkunde，1993，53（11）：776.

[3] McLachlan G. From 2D to 3D：the future of surgery?. Lancet，2011，378（9800）：1368.

[4] Votanopoulos K，Brunicardi FC，Thornby J，et al. Impact of three-dimensional vision in laparoscopic training. World J Surg，2008，32（1）：110-118.

[5] Wagner OJ，Hagen M，Kurmann A，Horgan S，Candinas D，Vorburger SA. Three dimensional vision enhances task performance independently of the surgical method. Surg Endosc，2012（26）：2961-2968.

[6] Honeck P，Wendt-Nordahl G，Rassweiler J，Knoll T. Three-dimensional laparoscopic imaging improves surgical performance on standardized ex-vivo laparoscopic tasks. J Endourol，2012，8：1085-1088.

[7] McDougall EM，Soble JJ，Wolf JS Jr，Nakada SY，Elashry OM，Clayman RV. Comparison of three-dimensional and two dimensional laparoscopic video systems. J Endourol，1996（10）：371–374.

[8] Kong SH，Oh BM，Yoon H，Ahn HS，Lee HJ，Chung SG，et al. Comparison of two- and three-dimensional camera systems in laparoscopic performance：a novel 3D system with one camera. Surg Endosc，2010（24）：1132–1143.

[9] Usta TA，Karacan T，Naki MM，Calık A，Turkgeldi L，Kasimogullari V. Comparison of 3-dimensional versus 2-dimensional laparoscopic vision system in total laparoscopic hysterectomy：a retrospective study. Arch Gynecol Obstet，2014（290）：705-709.

[10] Khoshabeh R，Juang J，Talamini MA，et al. Multiview Glasses-Free 3D laparoscopy. IEEE Trans Biomed Eng，2012，59（10）：2859-65.

[11] Jay D. Raman，Daniel J. Scott，Jeffrey A. Cadeddu. Role of Magnetic Anchors During Laparoendoscopic Single Site Surgery and NOTES. Journalof Endourology，2009（23）：781-786.

[12] Sara L. Best, Wareef Kabbani, Daniel J. Scott, Richard Bergs, Heather Beardsley, Raul Fernandez, et al. Magnetic Anchoring and Guidance System Instrumentation for Laparo-endoscopic Single-site Surgery/Natural OrificeTransluminal Endoscopic Surgery: Lackof Histologic Damage After ProlongedMagnetic Coupling Across the Abdominal Wall. Urology, 2011 (77): 241-247.

[13] Monica Morgana, Ephrem O. Olwenyb, Jeffrey A. Cadeddu. LESS and NOTES instrumentation: future. Curr Opin Urol, 2014 (24): 58-65.

[14] Sashi S Kommu, AbhayRane. Devices for laparoendoscopic single-site surgery in urology. Expert Rev Med Devices, 2008 (6): 95-103.

[15] 程小丽, 宋成利. 单孔腹腔镜手术器械研究的最新进展. 中国组织工程研究与临床康复, 2011 (25): 4669-4674.

[16] Kaouk JH, Haber GP, Goel RK, et al. Single-port laparoscopic surgery in urology: initial experience. Urology. 2008, 71: 3-6.

[17] Goel RK, Kaouk JH. Single port access renal cryoablation (SPARC): a new approach. Eur Urol. 2008, 53 (6): 1204-1209.

[18] Stubbs JB. Continuous gas flow trocar assembly. US patent: 7182752 B2, 2007, 2 (27).

[19] Stubbs JB. Gas flow trocar arrangement. US patent: 7285112 B2, 2007-10-23.

[20] Liatsikos E, Kyriazis I, Kallidonis P, Do M, Dietel A, Stolzenburg JU. Pure single-port laparoscopic surgery or mix of techniques?World J Urol, 2012 (30): 581–587.

[21] 席俊华. 经自然腔道内镜技术在泌尿外科的应用. 腹腔镜外科杂志, 2011 (16): 152-154.

[22] Wilk PJ. Method for use in intra-abdominal surgery. US Patent, 1994 (5): 297-536.

[23] Kalloo AN, Singh VK, Jagannath SB, et al. Flexible transgastric peritoneoscopy: a novel approach to diagnostic and therapeutic interventions in the peritoneal cavity. Gastrointest Endosc, 2004, (60): 114-117.

[24] Branco AW, Branco Filho AJ, Kondo W, et al. Hybrid transvaginal nephrectomy. Eur Urol, 2008 (53): 1290-1294.

[25] 姚元庆, 李秀丽. 机器人妇科手术临床应用现状和发展前景. 中国实用妇科与产科杂志, 2010 (26): 9-13.

[26] 吕东昊, 牛晓宇. 计算机辅助下的腹腔镜手术在妇科的应用进展. 实用妇产科杂志, 2010 (26): 900-902.

[27] 周丹. 腹腔镜外科手术机器人发展概况综述. 中国医疗设备, 2014 (29): 5-10.

[28] Abdulrahman K. Sinno, Amanda N. Fader. Robotic-assisted surgery in gynecologic oncology. Fertility and Sterility, 2014 (102): 922-932.

[29] Arnold P. Advincula, Arleen Song. The role of robotic surgery in gynecology. Current Opinion in Obstetrics and Gynecology，2007，（19）：331–336.

精选参考文献

[1] 马潞林，颜野. 3 D 腹腔镜的原理及临床应用前景. 现代泌尿生殖肿瘤杂志，2014，6：65-68.

作者对目前国内外 3D 腹腔镜技术应用和前景进行了阐述，3D 技术对空间操作能力的提升具有绝对优势，另外对物体辨别、位置和距离关系判断上都有相当优势。在临床应用中，3D 显示技术的优势提高70%，3D 腹腔镜技术在教学和训练操作中的优势十分明显。

[2] Sara L. Best, Wareef Kabbani, Daniel J. Scott, Richard Bergs, Heather Beardsley, Raul Fernandez, et al. Magnetic Anchoring and Guidance System Instrumentation for Laparo-endoscopic Single-site Surgery/Natural Orifice Transluminal Endoscopic Surgery：Lack of Histologic Damage After Prolonged Magnetic Coupling Across the Abdominal Wall. Urology，2011（77）：241-247.

磁锚固定和制导系统（Magnetic anchoring and guidance system，MAGS）是一项由美国德州大学西南医学中心（UT Southwestern Medical Center）及德州大学的工程师发明的创新性技术。MAGS 由外部磁力锚、内部摄像装置、被动组织牵张器和机械臂组成，通过外部的磁力锚将腹内的摄像头和机械臂固定在腹部上，通过移动体外磁体直接操纵体内的装置，从而完成手术。MAGS 的技术核心是被动组织牵张器、内部镜头和电凝分离钳（cautery dissectors）三类装置。MAGS 发明初期没有电凝分离钳，在动物模型中切除肾需要两个 trocar，而随着机械性电凝分离钳的发明，目前可以单孔道完成手术。该技术目前尚处于动物实验阶段，但初步研究表明，该技术可以节省空间，并减少器械之间的碰撞。